頭痛外来専門医が教える！
頭痛の診かた

竹島 多賀夫
富永病院副院長、頭痛センター長

Kinpodo

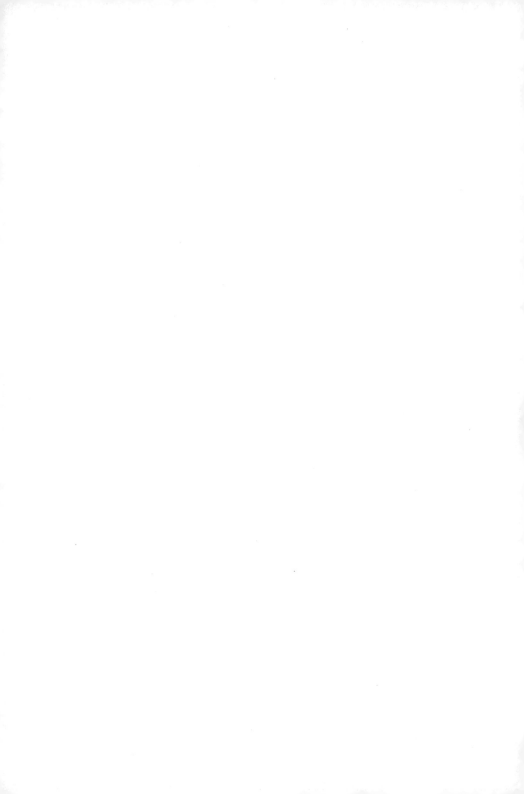

推薦のことば

　このたび，頭痛診療のガイドブックの決定版ともいえる『頭痛外来専門医が教える！頭痛の診かた』が発刊される運びとなった．著者はわが国の頭痛診療のトップエキスパートの一人であり，また私の畏友である，社会医療法人寿会富永病院　副院長　竹島多賀夫先生である．発刊にあたり，光栄なことに本書の推薦の辞の執筆依頼を著者から直接受け，原稿を興味深くそして楽しく読ませていただいた．

　竹島多賀夫先生は，鳥取大学医学部脳神経内科在籍中から一貫して頭痛の診療と頭痛学の研究に邁進され，米国ご留学を通して，これまで多くの研究業績を上げられている．また，日本頭痛学会においても，頭痛専門医委員会，診療向上委員会，国際頭痛分類委員会の各委員長など，役員理事として要職を務められ，わが国の頭痛診療において必要欠くべからざる存在である．このように，頭痛診療の理論も実践も知り尽くした竹島多賀夫先生が著された書は，手にとった瞬間から内容の面白さに期待が高まる．

　本書は，まず第1部で様々な症例が紹介され，患者診察をリアルに体験させられる，次の第2部で診断に必要な頭痛に関する基礎知識が詳細かつ平易な口調で解説され理解を深められる，そして第3部で著者の豊富な経験に基づく頭痛診療のエッセンスが「専門医からのアドバイス」として惜しげもなく披露される．読者は時が経つのも忘れて本書を一瀉千里に読み通してしまうことと思う．さらに繰り返して読めばプロのコツが会得できる．さすがに長らく若手医師の教育に携わってきた経験によるものであるだけに，内容が「どんな知識が求められているか」の要点を捉えたものとなっていることに驚かされる．しかも多くの知識が実にコンパクトにまとまっているのみならず，表面的な説明に留まらず「かゆいところに手が届く」配慮が見られる．著者に心から感謝したい．

　頭痛は神経領域の common diseases のひとつであるが，日常生活に支障がある頭痛による経済的損失や医療費は決して看過することはできず，患者個人のQOL阻害ばかりではなく社会全体にも不利益をもたらしている．頭痛くらいで，と病院にいかない患者もまだまだ多く，頭痛診療に対する満足度が低いとドクターショッピングにもつながりやすい．このような状況を打破するためにも，専門医を志す若手医師や研修医，専攻医はもちろん，プライマリ・ケア医にもぜひ手にとってほしい本である．

　日々，多くの頭痛患者と専門医を志す医師たちに接している著者からの熱いメッセージが詰めこまれた情熱あふれる名著である．

2017年10月

一般社団法人　日本頭痛学会代表理事
慶應義塾大学医学部神経内科教授
鈴木　則宏

はじめに

　2010年，大阪で富永病院に頭痛センターを立ち上げて 7 年あまりが経過した。日々，多くの頭痛患者さんを診療させていただいている。地域のかかりつけ医の先生方から，また，基幹病院からも多くの頭痛患者さんを紹介いただいており，診断や治療が難しい頭痛症例などは関西全域から御紹介いただいている。さらに，患者さんご自身がネットなどで調べて，当院の頭痛外来を受診いただくことも多い。当院の頭痛センターでは，日本頭痛学会が認定する頭痛専門医 6 名（常勤 3 名，非常勤 3 名）が頭痛外来を担当している。

　日本頭痛学会は1973年に頭痛懇談会として発足し，頭痛研究会を経て，1997年に日本頭痛学会となった。わが国における頭痛研究，頭痛診療のリーダーが集い，協力し，また研鑽する場となっている。頭痛学会の会員数は年々増加し，2017年10月現在，2768名となった。頭痛学会には専門医制度があり，902名の会員が専門医の資格をもっており，各地で頭痛診療を行っているが，まだまだ不足している。

　当院の頭痛外来では，頭痛患者の診療，頭痛の臨床研究とともに，頭痛外来の見学などを通し，頭痛医学の知識普及や教育にも努めている。医学部学生，研修医，若手医師ばかりでなく，すでに神経内科や脳神経外科，総合内科などの各医学領域の専門医が頭痛診療を始めることを思い立って頭痛外来の見学に来られることもある。

　私なりの頭痛診療のコツや注意点を診察の合間にお話ししているが，そのような内容を盛り込んだ書籍を作れればと思っていたところ，金芳堂より，かかりつけ医，研修医むけの本の執筆の打診をいただいた。頭痛外来を見学にこられた方に診察中，あるいは診察終了後の懇談中にお話しするような内容を詰め込んだ本にしようと思い企画した。

　第 1 部は「症例から学ぶ」とした。頭痛入門書の定番症例というより，実際の症例で何らかの点で教訓的だったケースをまとめた。必ずしも典型例ではないが実症例をベースに症例を提示し，解説を加えるスタイルとした。編集者との相談で当初予定していた症例リストの内容から，半数は逸脱して追加した

り，差し替えたりという形になった．それぞれ，私の思いがあり，お伝えしたい情報を盛り込めたと思う．第2部「頭痛の基礎知識」として一次性頭痛，二次性頭痛の概説と最近の動向を整理して述べた．第3部は「専門医からのアドバイス」として最近興味をもっているテーマを中心に解説した．

　本書のタイトルは，金芳堂の編集者との相談の中で，いろいろな案が浮上したが「頭痛外来専門医が教える！頭痛の診かた」とさせていただいた．「頭痛外来専門医」はあまり使われていない表現であるが，頭痛専門医と頭痛外来担当医を合成した表記として理解いただければ幸いである．

　頭痛診療は科学的なエビデンスに基づいて合理的に行わなければならない．大規模な臨床研究や科学的な方法で検証されたエビデンスを重視し，ガイドラインの推奨に沿って診断や治療を進めるのが原則である．しかしながら，現時点ではエビデンスが不足している問題や課題，ガイドラインに記載されていない問題に対しても，その時点でベストな判断をする必要がある．これには，幅広い頭痛関連の知識と経験が重要である．新たに公開されたエビデンスや最新の研究成果により，ガイドラインは書き換えられることが常であり，私自身も考え方や実際の対応を変化させてきた課題も少なくない．また，わが国の医療制度や環境による制約や限界もあるが，その都度，現実的に最善の選択をすることが重要である．現時点での「最新」をなるべく多く詰め込んで執筆したつもりである．国際頭痛学会が Global patient advocacy campaign（GPAC）を展開しており，日本頭痛学会，日本頭痛協会もこれに歩調をあわせた活動を行っている．

　頭痛医学自体の進展も重要であるが，頭痛医療をとりまく社会環境を改善し，頭痛医療や頭痛研究に対する支援や理解を拡大することも重要である．

　2017年11月に大阪で第45回日本頭痛学会総会を開催させていただく．この開催に合わせての出版を目標に執筆してきた．日々の診療業務や，学会関連の仕事に追われ，なかなか執筆が進まなかったが，なんとか，開催前に出版まで漕ぎ付けることができた．

　本書の執筆にあたって，症例のデータを整理，提供してくれた当院神経内科，頭痛センターのスタッフ，遅々として進まない執筆を辛抱強くサポートしてくれた金芳堂の編集者，澤田智子さんに心より感謝する，そしてまた，不規

則な私の生活を見守り，原稿について率直な意見を述べ，時には深夜まで議論につきあってくれた家族にも感謝の意を表したい．

　本書の出版にあたり，日本頭痛学会代表理事である鈴木則宏教授より過分な推薦のお言葉を頂戴しましたことを，感謝申し上げます．鈴木則宏教授には公私にわたりご指導，ご鞭撻を賜り，私が頭痛診療に邁進するためのエネルギーをいつも頂いているが，今後，さらに頭痛医療のために努力し，精進する決意を新たにすることができた．

　本書が読者の頭痛診療に多少でもお役にたつことができれば望外の幸甚である．

竹島多賀夫
2017年10月吉日，大阪

目　次

第Ⅰ部　症例から学ぶ
最近始まった頭痛
Case 1　飲酒時に急に始まった頭痛——脳静脈血栓症 ……………………… *2*
Case 2　頭痛と複視を訴える16歳，女性——特発性頭蓋内圧亢進症 ………… *7*
Case 3　起立時の頭痛——低髄液圧性頭痛 ………………………………… *12*
Case 4　首が痛くて回らない76歳，女性——クラウンデンス症候群 ………… *17*
Case 5　頭頂部が円形状に痛む——貨幣状頭痛 …………………………… *19*
Case 6　片目の視力障害と頭痛の小児例——視神経炎による頭痛 …………… *22*

毎日おこる激しい頭痛
Case 7　眼充血，流涙を伴う激しい頭痛の2症例——インドメタシン反応
　　　　性頭痛 ……………………………………………………………… *25*
Case 8　短時間持続性片側神経痛様頭痛発作——SUNCT ………………… *30*
Case 9　入浴，怒責によって発生する雷鳴頭痛——RCVS ………………… *33*

長期間にわたって続く頭痛
Case10　長期間続く激痛発作——慢性群発頭痛 …………………………… *37*
Case11　光やにおいで頭痛がおこる——片頭痛典型例 ……………………… *42*
Case12　連日頭痛薬をのんでいる43歳，女性——薬物乱用頭痛 …………… *45*

第Ⅱ部　頭痛の基礎知識
(1) 総論
頭痛の解剖学ミニマム …………………………………………………… *52*
国際頭痛分類 ……………………………………………………………… *59*
慢性頭痛の診療ガイドライン …………………………………………… *66*
頭痛ダイアリー …………………………………………………………… *70*

(2) 診断と治療の基本
片頭痛 ……………………………………………………………………… *76*
緊張型頭痛 ………………………………………………………………… *98*
三叉神経・自立神経性頭痛 ……………………………………………… *103*
　1) 群発頭痛 ……………………………………………………………… *103*
　2) 群発頭痛以外のTACs ……………………………………………… *114*

その他の一次性頭痛 ··· *119*
　　絶体見逃してはいけない二次性頭痛 ·· *126*
　　頭部外傷・傷害による頭痛 ·· *130*
　　薬物乱用頭痛 ·· *140*
　　ホメオスターシス障害による頭痛 ··· *146*
　　精神疾患による頭痛 ··· *152*

第Ⅲ部 その他：専門医からのアドバイス

　　問診のコツ ·· *156*
　　食事指導，生活指導のコツ ··· *165*
　　病診連携，地域ネットワークの構築 ··· *174*
　　困った頭痛患者の対処法 ··· *179*
　　頭痛の保険診療 ·· *185*
索　引 ·· *188*

●コラム

　　漢方と頭痛 ·· *24*
　　子供の頭痛 ·· *29*
　　片頭痛とスティグマ ··· *58*
　　気圧と片頭痛 ·· *102*
　　不登校と頭痛 ·· *173*

【国際頭痛分類（ICHD-3β）からの転載について】

本書では、表の形式で『国際頭痛分類第3版beta版』の診断基準を転載している場合がありますが、その出典については "(ICHD-3β)" と省略して記載しています。正式な出典の標記は下記の通りです。また、表タイトルの頭に番号が付いている場合は、国際頭痛分類のセクション番号を表します。該当するページの対応については、下の表をご参照ください。

出典：
- 著者：国際頭痛学会・頭痛分類委員会
- 訳者：日本頭痛学会・国際頭痛分類委員会
- 書名：国際頭痛分類　第3版beta版
- 発行者：医学書院
- 発行年：2015年　日本語版第2版（原書第3版beta版）第2刷
- 原著者：Headache Classification Committee of the International Headache Society
- 原書名・書誌情報：The International Classification of Headache Disorders 3rd edition (Beta version), originally published in *Cephalalgia* 33（9）;629-808,2013. DOI: 10.1177/0333102413485658 ©International Headache Society 2013
- 原書出版社：Sage Publications

ページ	表番号	表タイトル	転載元
4	表1	6.6「脳静脈血栓症（CVT）による頭痛」の診断基準	国際頭痛分類．第3版beta版，医学書院，2015：73
9	表1	特発性頭蓋内圧亢進症（IIH）による頭痛の診断基準	国際頭痛分類．第3版beta版，医学書院，2015：85
15	表1	7.2「低髄液圧による頭痛」とサブフォームの診断基準	国際頭痛分類．第3版beta版，医学書院，2015：87
20	表1	4.8 貨幣状頭痛の診断基準	国際頭痛分類．第3版beta版，医学書院，2015：43
23	表1	13.5 視神経炎の診断基準	国際頭痛分類．第3版beta版，医学書院，2015：161
26	表1	発作性片側頭痛の診断基準	国際頭痛分類．第3版beta版，医学書院，2015：30
27	表2	3.4「持続性片側頭痛」の診断基準	国際頭痛分類．第3版beta版，医学書院，2015：33
34	表1	4.4「一次性雷鳴頭痛」の診断基準	国際頭痛分類．第3版beta版，医学書院，2015：40
35	表2	6.7.3「可逆性脳血管攣縮症候群（RCVS）による頭痛」の診断基準	国際頭痛分類．第3版beta版，医学書院，2015：75
47	表2	1.3「慢性片頭痛」の診断基準	国際頭痛分類．第3版beta版，医学書院，2015：10
48	表3	2.3「慢性緊張型頭痛」の診断基準	国際頭痛分類．第3版beta版，医学書院，2015：24
48	表4	8.2「薬剤の使用過多による頭痛（薬物乱用頭痛，MOH）」の診断基準とサブフォーム	国際頭痛分類．第3版beta版，医学書院，2015：106
61	表1	頭痛の分類	国際頭痛分類．第3版beta版，医学書院，2015：前付34
64	表2	4．その他の一次性頭痛疾患のサブタイプ，サブフォーム	国際頭痛分類．第3版beta版，医学書院，2015：36
64	表3	二次性頭痛の一般診断基準	国際頭痛分類．第3版beta版，医学書院，2015：52
77	表1	片頭痛のサブタイプ，サブフォーム	国際頭痛分類．第3版beta版，医学書院，2015：前付34
78	表2	前兆のない片頭痛の診断基準	国際頭痛分類．第3版beta版，医学書院，2015：3
79	表3	前兆のある片頭痛の診断基準	国際頭痛分類．第3版beta版，医学書院，2015：4
81	表4	慢性片頭痛の診断基準	国際頭痛分類．第3版beta版，医学書院，2015：10
99	表1	緊張型頭痛（Tension-type headache：TTH）の分類	国際頭痛分類．第3版beta版，医学書院，2015：21
100	表2	緊張型頭痛の診断基準	国際頭痛分類．第3版beta版，医学書院，2015：22
104	表1	三叉神経・自律神経性頭痛（Trigeminal autonomic cephalalgias: TACs）のサブタイプ，サブフォーム	国際頭痛分類．第3版beta版，医学書院，2015：28
105	表2	群発頭痛の診断基準	国際頭痛分類．第3版beta版，医学書院，2015：29
115	表1	発作性片側頭痛の診断基準	国際頭痛分類．第3版beta版，医学書院，2015：30
116	表2	短時間持続性片側神経痛様頭痛発作（SUNCT/SUNA）の診断基準（ICHD-3β：抜粋）	国際頭痛分類．第3版beta版，医学書院，2015：31
120	表1	その他の一次性頭痛疾患（ICHD-3β：抜粋）	国際頭痛分類．第3版beta版，医学書院，2015：36
122	表2	一次性雷鳴頭痛の診断基準	国際頭痛分類．第3版beta版，医学書院，2015：40
124	表3	睡眠時頭痛の診断基準	国際頭痛分類．第3版beta版，医学書院，2015：44
125	表4	新規発症持続性連日性頭痛（NDPH）の診断基準	国際頭痛分類．第3版beta版，医学書院，2015：44
131	表1	5．頭頸部外傷・傷害による頭痛	国際頭痛分類．第3版beta版，医学書院，2015：54
132	表2	頭部外傷による持続性頭痛の診断基準（ICHD-3β：抜粋）	国際頭痛分類．第3版beta版，医学書院，2015：56
136	表3	5.4「むち打ちによる持続性頭痛」の診断基準	国際頭痛分類．第3版beta版，医学書院，2015：58
138	表4	5.6「開頭術による持続性頭痛」の診断基準	国際頭痛分類．第3版beta版，医学書院，2015：59
141	表1	8.2「薬剤の使用過多による頭痛（薬物乱用頭痛，MOH）」の診断基準	国際頭痛分類．第3版beta版，医学書院，2015：107
141	表2	8.2「薬剤の使用過多による頭痛（薬物乱用頭痛，MOH）」のサブフォーム	国際頭痛分類．第3版beta版，医学書院，2015：97
142	表3	8.2.2「トリプタン乱用頭痛」の診断基準	国際頭痛分類．第3版beta版，医学書院，2015：108
147	表1	10．ホメオスターシス障害による頭痛	国際頭痛分類．第3版beta版，医学書院，2015：124
148	表2	10.3「高血圧性頭痛」の診断基準	国際頭痛分類．第3版beta版，医学書院，2015：128
149	表3	10.3.3「高血圧性脳症」の診断基準	国際頭痛分類．第3版beta版，医学書院，2015：129
150	表4	10.6「心臓性頭痛」の診断基準	国際頭痛分類．第3版beta版，医学書院，2015：132
153	表1	12．精神疾患による頭痛	国際頭痛分類．第3版beta版，医学書院，2015：148, 172
154	表2	12.1「身体化障害による頭痛」の診断基準	国際頭痛分類．第3版beta版，医学書院，2015：149
172	表2	8.1.5「食品および添加物誘発頭痛」の診断基準	国際頭痛分類．第3版beta版，医学書院，2015：102

Ⅰ 症例から学ぶ　最近始まった頭痛

Case 1　飲酒時に急に始まった頭痛
——脳静脈血栓症

【主　訴】頭痛（57歳，男性）
【現病歴】元来，頭痛もちではなかった。某年7月，500m級の山から下山後，仲間とビールを飲んだら，急にガーンと激しい頭痛が出現，その後頭痛が持続する。NSAIDs（ロキソプロフェン）はほとんど効果なし。翌々日に，受診した。

頭痛の特徴：両側，眼周囲のずきんずきんと脈を打つような痛み。重い感じもあり。重度の頭痛で，仕事や家事ができない。寝込んでしまう。悪心を伴う。
身体所見：皮膚が乾燥し緊満低下，その他特記事項なし。血圧135/74mmHg，脈拍　72/分
神経所見：頭痛以外は著変なし。
脳MRI：上矢状静脈洞に血栓を認める（デルタサイン）（図1）。

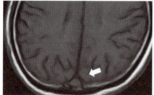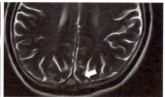

図1　MRI

脳CT：直静脈洞，上矢状静脈洞の血栓が高信号として描出（図2）。

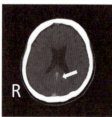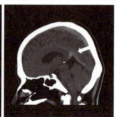

図2　CT

脳MRA, MRV：直静脈洞，上矢状静脈洞が描出されていない（図3）。

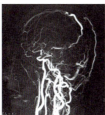
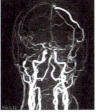

図3　MR-Venography

診断　#6.6　脳静脈血栓症（cerebral venous thrombosis: CVT）による頭痛

入院後経過

ヘパリンで治療開始。約1週間で頭痛は軽減した。経口抗凝固薬を開始，約1ヵ月後に退院した。外来フォローしているが頭痛は再発していない。

解説

本例は初老期男性に突然発症した激しい頭痛である。病歴からはくも膜下出血など，脳血管障害の鑑別が必要である。脳MRI検査で，CVTが疑われた。脳静脈撮影で直静脈洞，上矢状静脈洞の閉塞がみられ，ヘパリンによる治療で頭痛は軽減した。

表1にCVTによる頭痛の診断基準（ICHD-3β）を示した。本例はこの診断基準をみたしている。

頭痛はCVTで最も発症頻度が高い症状であり，症例の80～90％に発現する。CVTによる頭痛には特異的な性状はない。しばしば頭部全体の進行性の重度頭痛であり，他の頭蓋内圧亢進徴候を伴うのが通例である。しかしながら，時に片側性頭痛，突発性頭痛で片頭痛様であったり，一次性雷鳴頭痛や低髄液圧性頭痛，非外傷性くも膜下出血（SAH）による頭痛に類似していることもあり，誤診されやすい。本例は拍動性頭痛で生活に支障をきたしており，悪心をともなっているが，安易に片頭痛と診断すると危険である。初老期に初

表1　6.6「脳静脈血栓症（CVT）による頭痛」の診断基準（ICHD-3β）

A	新規の頭痛で，Cを満たす
B	脳静脈血栓症（CVT）と診断されている
C	原因となる証拠として，以下の両方の項目が示されている 　1．頭痛はCVTの他の臨床症候と時期的に一致して発現した，または頭痛がCVTの診断の契機となった 　2．以下の項目のいずれかまたは両方を満たす 　　a）頭痛はCVT増悪の臨床的または放射線学的徴候と並行して有意に増悪した 　　b）頭痛はCVTの改善後に頭痛は寛解するか有意に改善した
D	ほかに最適なICHD-3の診断がない

発する片頭痛はきわめて稀である。

　頭痛がCVTの唯一の症状のことがあるが，症例の90％以上で神経局在徴候や痙攣などを伴っている。

　CVTによる頭痛には特異的な性状がないため，最近頭痛が新規に発症し持続する場合には疑う必要がある。基礎疾患に凝固亢進状態がある場合は特に疑わしい。

　診断は神経画像検査によっておこなう。MRIでは，血栓は急性期にはT2＊で低信号を呈し，亜急性期ではT1強調像，T2強調像，FLAIR像，T2＊，DW（拡散強調像）いずれも低信号を呈する。またMRIはCVTに伴う，出血，梗塞も容易に発見できる。単純CTでは血栓は高信号で描出される。造影CTでは血栓は造影欠損として検出できる。CVTの診断能は多くの場合CTよりMRIの方がすぐれている。

　静脈洞に血栓が形成されると，静脈圧上昇が上昇し，頭痛や悪心が出現する。

　さらに進行すると静脈還流障害により，精神症状，痙攣，意識レベル低下，運動麻痺が出現し，ついには静脈性梗塞や出血をきたす。図4は閉塞部位と主要症状を示したものである。脳の不可逆的障害が発生する前に診断し，治療することが重要である。頭痛の観点からは，新規発症の持続性の頭痛ではCVTの可能性を考慮して，MRIやCTを読影することが重要である。

　CVTのリスク因子は表2のようなものがあげられている。リスク因子を伴うケースでは特にCVTを疑って診断を進める。CVTは疑えば診断はそれほ

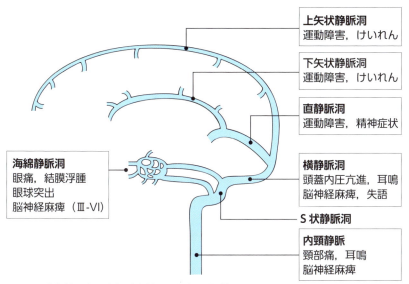

図4　閉塞部位と主要症状（文献1を参考に作成）

ど困難ではなく，早期発見，早期治療が患者の予後を大きく改善することを肝に銘じておく必要がある．本例は検索した範囲では基礎疾患や特定のリスク因子を見出すことができなかった．登山に伴う脱水が誘因となったと解釈している．

　治療は，頭痛やけいれんなどの対症療法を行いつつ，まずヘパリンで治療し，少なくとも6ヵ月間は経口抗凝固薬投与を行う．さらに，必要に応じ，基礎疾患の治療を行う．

表2　CVT のリスク因子（文献1を参考に作成）

血栓形成傾向（thrombophilia）
アンチトロンビン欠損症，プロテインC，S欠損症
第V因子ライデン変異
プロトロンビン遺伝子変異（20210）
抗リン脂質抗体，高ホモシステイン血症
女性
妊娠，産褥
経口避妊薬，ホルモン補充療法
感染症
局在性感染；耳炎，乳様突起炎，副鼻腔炎
髄膜炎
全身感染性疾患
慢性炎症性疾患
血管炎
炎症性腸症候群
癌
血液疾患
多血症
本態性血小板増多症
発作性夜間血色素尿症
外傷
頭部外傷
脳静脈洞，静脈損傷，
頸静脈カテーテル留置
脳外科的処置
腰椎穿刺
ネフローゼ症候群

文献

1. Piazz G. Cerebral venous thrombosis. *Circulation*. 2012;125:1704-1709.

Ⅰ 症例から学ぶ　最近始まった頭痛

Case 2　頭痛と複視を訴える16歳，女性
——特発性頭蓋内圧亢進症

【主　訴】頭痛，複視，右目の違和感
【現病歴】一過性の発熱後，頭痛と立ちくらみが反復して出現するようになった．
　　　　　頭痛は，両側前頭部の拍動性痛で，数時間〜半日程度持続．鎮痛薬で痛みは一時的に軽減するが，消失はしない．光を眩しく感じた．音過敏・悪心・嘔吐はない．肩こり，頸部痛があり，頭痛に加え右眼の見え方に違和感が出現．眼科でうっ血乳頭を指摘された．複視が出現し，精査のため入院した．

既往歴，生活歴：特記事項なし
家族歴：母親，慢性頭痛（詳細不明）
神経所見：項部硬直なし，jolt accentuation なし
視野：右目違和感あり（眼科検査でフリッカー値低下）
瞳孔：正円同大，対光反射迅速，
眼底：うっ血乳頭（図1）

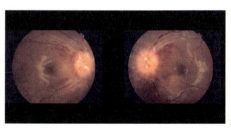

図1
両眼のうっ血乳頭を認める．治療により，改善した．

眼球運動：右眼球内転位で，両側外転制限あり，側方視時に複視あり．垂直方向の運動は制限なし．
他の脳神経系には異常なし．
四肢腱反射正常，運動麻痺，失調なし．

身長171cm　体重56kg　BMI 19.2
検査所見：検血，一般生化学検査異常なし
頭部 MRI：　図2　脳静脈撮影は異常なし
髄液検査：初圧　40cmH₂O 以上，水様透明，細胞数，蛋白，糖，正常範囲

図2　眼窩部 MRI 像
視神経の弯曲（青矢印）と眼球背側強膜の扁平化（黄色）を認める。

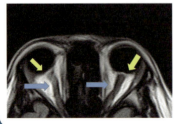

診断　#7.1.1　特発性頭蓋内圧亢進症（Idiopathic intracranial hypertension: IIH）による頭痛

入院後経過

髄液検査後，頭痛，複視，視力障害は軽減し一旦退院としたが，2カ月後に再発した。アセタゾラミド（750mg/日，分3）投与し，軽減している。凝固系，ビタミンAは正常範囲であった。月経周期に合わせて症状が増悪する傾向がみられ，女性ホルモンの関与が疑われた。

解説

特発性頭蓋内圧亢進症（idiopathic intracranial hypertension: IIH）は，良性頭蓋内圧亢進症，偽性脳腫瘍などの疾患名も用いられていた。頭蓋内に腫瘍，水頭症，血管障害など，頭蓋内圧を上昇させる原因疾患がないにもかかわらず，髄液圧が上昇する病態である。

比較的稀な疾患で頻度は10万人に1人程度とされているが，肥満の若年女性では高くなり，20人/10万人とされている[1,2]。わが国ではYabeらが10万人あたり0.03人と報告している[3]。頭痛と視覚障害，複視，両側うっ血乳頭が主症状である。

表1　特発性頭蓋内圧亢進症（IIH）による頭痛の診断基準（ICHD-3β）

A	いずれの頭痛も C を満たす
B	頭蓋内圧250mmH₂O を超える（鎮静薬なしで側臥位にて実施された腰椎穿刺，または硬膜外または脳室内モニタリングにより測定された）特発性頭蓋内圧亢進（IIH）と診断されている
C	原因となる証拠として，以下のうち少なくとも 2 項目が示されている 　1．頭痛は IIH の発現時期に一致して発現した，または頭痛がその発見の契機となった 　2．頭痛は頭蓋内圧低下により軽減する 　3．頭痛は頭蓋内圧亢進の時期に一致して悪化する
D	ほかに最適な ICHD-3 の診断がない

　約93％の患者は頭痛を訴える。頭痛に特異的な特徴は無いが，連日性の拍動痛が多い。慢性片頭痛，慢性緊張型頭痛様の頭痛を呈しうる。頭部の一部の痛みが目立つことも少なくない。咳嗽，緊張，身体動作で増強しやすい。一過性視力障害，耳鳴，羞明，眼窩痛，複視，視力低下などがみられる。頭蓋内圧亢進により。第 6 脳神経麻痺が10〜20％にみられる。表1 に ICHD-3 β の診断基準を示した。

▶検査所見：髄液圧が25cmH₂O 以上であれば本疾患を考慮する必要があるが，検査時の緊張や腹圧による見掛け上の上昇に留意して判断する。眼底検査で両側性のうっ血乳頭はほぼ必発と考えてよいが，乳頭浮腫のない例の報告もある。

▶画像所見：MRI では視神経周囲腔のくも膜下腔拡大，トルコ鞍拡大，眼球背側強膜の平坦化，視神経の弯曲などの所見が参考となる[4-6]。脳静脈血栓症の除外が必要[2]であるので，本疾患を疑った場合は MRI 撮影の際，脳静脈撮影も追加しておく。

　頭蓋内圧亢進を引き起こしうる薬剤の一覧を表2 に示した。
　脂溶性ビタミンであるレチノイン酸（ビタミン A）はクモ膜絨毛の構造に影響する。ビタミン A 欠乏により頭蓋内圧が上昇するが，過剰でも頭蓋内圧亢進がおこる。

表2　IIHに関連する薬剤等（文献1）より一部改変）

内分泌	コルチコステロイド離脱 レボノルゲトレル（黄体ホルモン） ダナゾール（テストステロン誘導体） タモキシフェン（抗エストロゲン薬） 成長ホルモン アナボリックステロイド
抗菌薬	テトラサイクリンおよび誘導体 ナリジクス酸 Nitrofurantoin
NSAIDs	インドメタシン Rofecoxib
ビタミンA	レチノール レチノイド
リチウム	
シメチジン	

治療

　肥満が関連している場合は是正する。関連する薬剤があれば中止する。

　薬物療法ではアセタゾラミドが第1選択とされている。電解質異常に注意する。他の利尿剤が使用されることもあるがエビデンスは乏しい。トピラマートの有用性も報告されている[7]。ステロイドが用いられることがあるがエビデンスは乏しく，肥満に悪影響が懸念されている。少なくとも長期連用は勧められない。

　頭蓋内圧亢進の要因の除去と薬物療法によっても改善せず，視力障害の進行が懸念される場合には外科治療も検討する[8]。髄液シャント手術（LPS, VPS）が候補となる。

　視神経鞘開窓術，脳静脈洞ステントなども検討されている。

ポイント
IIHは疑って検索すれば診断は比較的容易であるが，様々な診療科を転々としてなかなか正しい診断がなされていないケースが少なくない．診断と治療開始が大幅に遅れると視覚機能の予後が悪くなることがあるので注意すべき疾患である．

文献

1. Ball AK, Clarke CE. Idiopathic intracranial hypertension. *Lancet Neurol*. 5:433-442, 2006.
2. Jensen RH, Radojicic A, Yri H. The diagnosis and management of idiopathic intracranial hypertension and the associated headache. *Ther Adv Neurol Disord*. 9:317-326, 2016.
3. Yabe I, Moriwaka F, Notoya A, et al. Incidence of idiopathic intracranial hypertension in Hokkaido, the northernmost island of Japan. *J Neurol*. 247:474-475, 2000.
4. Agid R, Farb RI, Willinsky RA, et al. Idiopathic intracranial hypertension: the validity of cross-sectional neuroimaging signs. *Neuroradiology*. 48:521-527, 2006.
5. 佐久嶋研，辻幸子，新野正明，他．健診にて偶然発見された頭痛をともなわない特発性頭蓋内圧亢進症の1例．臨床神経学．48:430-432, 2008.
6. 滝元宏，阿部祥英，衣川直子，他．頭部MRIにおける視神経・眼窩・トルコ鞍病変が診断に有用であった特発性頭蓋内圧亢進症の1女児例．日本小児放射線学会雑誌．24:165-170, 2008.
7. Celebisoy N, Gokcay F, Sirin H, et al. Treatment of idiopathic intracranial hypertension: topiramate vs acetazolamide, an open-label study. *Acta Neurol Scand*. 116:322-327, 2007.
8. Julayanont P, Karukote A, Ruthirago D, et al. Idiopathic intracranial hypertension: ongoing clinical challenges and future prospects. *J Pain Res*. 9:87-99, 2016.

Case 3

起立時の頭痛
――低髄液圧性頭痛

【症　例】51歳，女性
【主　訴】起立時の頭痛
【病　歴】若いころより時々頭痛発作があった。○年３月25日，肩こりを自覚し，自分で頚部を強くマッサージした。その後より，起立時に頭痛と耳鳴りが起こるようになった。複数の病院を受診したが改善せず，症状が持続するため，来院した（図１：問診票）。

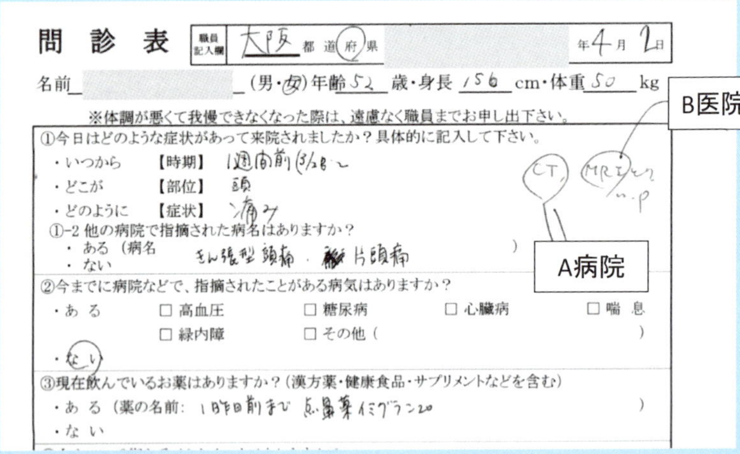
問　診　表　職員記入欄　大阪 都 道 府 県　　年4月2日
名前＿＿＿（男・女）年齢52歳・身長156 cm・体重50 kg
※体調が悪くて我慢できなくなった際は，遠慮なく職員までお申し出下さい。
①今日はどのような症状があって来院されましたか？具体的に記入して下さい。
・いつから　【時期】1週間前
・どこが　【部位】頭
・どのように　【症状】痛み
①-2 他の病院で指摘された病名はありますか？
・ある（病名　きん張型頭痛，片頭痛　）
・ない
②今までに病院などで，指摘されたことがある病気はありますか？
・ある　□高血圧　□糖尿病　□心臓病　□喘息　□緑内障　□その他（　）
・ない
③現在飲んでいるお薬はありますか？（漢方薬・健康食品・サプリメントなどを含む）
・ある（薬の名前：1日前まで 点鼻薬 イミグラン20　）
・ない

図１　**初診問診票**
１週前発症の頭痛で２つの医療機関を受診し，CT，MRI をうけていることがわかる。

頭痛の特徴：頭痛は両側性，前頭部，後頭部など様々で，ズキズキ，ガンガンする時，重い感じの時がある。ひどいと動けない。起座で悪化する。悪心，首の痛みを伴い，ゴーという車のアイドリングのような音の耳鳴が続いている。立っているとひどくなり，横になるとおさまる（図2：頭痛問診票）。

図2　頭痛問診票
　以前から片頭痛があり，片頭痛の記載と今回の新規の頭痛との特徴の記載が混在している。
2．頻度で　年5〜6回と記載して消去線がひかれていることが，問診のきっかけとなる。
5．痛みの性状。
6．程度は今回の頭痛についての記載であることを問診で確認した。
7．動作による頭痛の悪化の項目で「立っていられない」と重要な記載がある。
15．自由記載を読めば，これだけで低髄液圧性頭痛を鑑別診断の第1に挙げることができる。

神経学的所見：特記事項なし。
MRI 検査：造影にて広汎な硬膜の造影所見あり。橋の扁平化，小脳の下垂が見られた（図3：脳 MRI）。

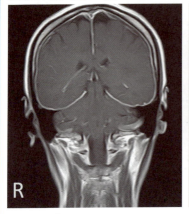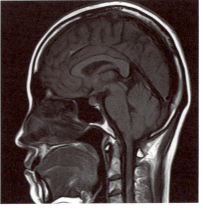

図3　MRI 像
左：造影 T1 強調像，冠状断。脳硬膜の肥厚と造影所見。脳表を白のマーカーで縁取ったように描出されている。典型像である。
右：単純 T1 強調像，矢状断。下垂体の腫大がある。脳幹（橋）の扁平化と小脳下垂の所見が軽度であるがみられる。

診断　#7.2　低髄液圧による頭痛　（7.2.3　特発性低頭蓋内圧性頭痛）

治療経過

入院の上，安静と輸液を行った。症状は軽減し，3 週後に退院した。

解説

低髄液圧による頭痛は起立時の頭痛が特徴で，臥位により軽減し，起座により頭痛が出現，増強する。外傷後や医療処置による硬膜の穿孔，亀裂により発生する。咳や不自然な肢位をとった後に出現する場合や，誘因が明確でない場合もある。本例は自ら行った頸部のマッサージが契機となっている。慢性化すると，後頸部痛，耳鳴，聴力変化，光過敏，悪心やめまいを伴う。起座により

脳が下垂し，硬膜や脳表の血管，静脈洞など疼痛感受組織が牽引されることにより，また，頭蓋内圧低下に伴い代償性に血管拡張が生じて疼痛が発生すると考えられている。

疾患名として低髄液圧症候群の他，髄液減少症，髄液漏出症などの名称も用いられてきた。診断基準は，複数のものが提唱されている。わが国で髄液漏出

表1　7.2「低髄液圧による頭痛」とサブフォームの診断基準（ICHD-3β）

	「7.2　低髄液圧による頭痛」の診断基準
A	いずれの頭痛もCを満たす
B	低髄液圧（60 mmH$_2$O 未満）または画像検査における髄液漏出の証拠のいずれか
C	頭痛は低髄液圧もしくは髄液漏出の発現時期に一致して発現した，または頭痛がその発見の契機となった
D	ほかに最適なICHD-3の診断がない
	「7.2.1　硬膜穿刺後頭痛」の診断基準
A	いずれの頭痛もCを満たす
B	硬膜穿刺が施行された
C	頭痛は硬膜穿刺後，5日以内に発現した
D	ほかに最適なICHD-3の診断がない
	「7.2.2　脳脊髄液瘻性頭痛」の診断基準
A	いずれの頭痛もCを満たす
B	以下の両方を満たす 1．時に持続性髄液漏出の原因となることが知られている手技が行われている，もしくは外傷が発生している 2．低髄液圧（60 mmH$_2$O 未満）またはMRI，脊髄腔造影，CT 脊髄腔造影や放射性核種脳槽造影による低髄液圧や髄液漏出の証拠
C	頭痛は手技または外傷の時期に一致して発現した
D	ほかに最適なICHD-3の診断がない
	「7.2.3　特発性低頭蓋内圧性頭痛」の診断基準
A	いずれの頭痛もCを満たす
B	髄液圧（60 mmH$_2$O 未満）または画像による髄液漏出の証拠
C	頭痛は低髄液圧もしくは髄液漏出の発現時期に一致して発現した，または頭痛がその発見の契機となった
D	ほかに最適なICHD-3の診断がない

症の画像診断基準が作成され，標準的な診断の指針として受け入れられている。頭痛の専門家は ICHD-3β を使用している（表1）。「低髄液圧による頭痛」のサブフォームとして，硬膜穿刺後頭痛，脳脊髄液瘻性頭痛，特発性低頭蓋内圧性頭痛が記載されている。

画像検査：　ガドリニウム（Gd）造影 MRI にて，①　脳偏位の所見として，硬膜下腔拡大，小脳扁桃下垂，鞍上槽の消失，脳幹（橋）の扁平化，②うっ血所見として，びまん性硬膜増強効果，脳表静脈の拡張，脳下垂体の腫大などがある。脳脊髄液漏出症の画像診断基準では，脳槽シンチグラフィー，脊髄 MRI/MR ミエログラフィー，CT ミエログラフィーによる漏出所見の判定，診断基準が規定されている。

治療：　安静臥床と水分補給（経口，輸液）が原則である。数日～4週間の保存的治療で軽減する。保存的治療により症状の改善がみられない場合，画像診断で髄液漏出部位を確認できれば，硬膜外自家血注入療法（epidural blood patch：EBP，ブラッドパッチ memo）を検討する。

保存的治療・薬物療法：　安静臥床，十分な水分摂取，輸液を行う。頭痛，悪心などの症状に合わせた対症療法として鎮痛薬，制吐薬を処方する。カフェインも有用である。安息香酸ナトリウムカフェインとして1日600～900mg 分3程度で開始する。可能であれば1500mg/日程度まで増量するが，悪心や動悸などが出現して増量困難なケースが少なくない。

> 📝 **memo**　硬膜外自己血注入法（ブラッドパッチ）
> 　脳脊髄液漏出部を含む広い範囲の硬膜外に自己静脈血を注入し炎症を誘発させて漏出部位を閉鎖する方法である。2012年6月に先進医療として承認されている。通常の診療でも保険適用が認められる方向で議論が進められている。ただし，合併症の報告もあり，適応を十分検討のうえ実施する必要がある。

文献
1. 慢性頭痛の診療ガイドライン作成委員会編．慢性頭痛の診療ガイドライン2013. pp68-73, 医学書院，2013.
2. 日本頭痛学会・国際頭痛分類委員会訳．国際頭痛分類第3版 beta 版．pp87-88, 医学書院，2014.
3. 佐藤慎哉，嘉山孝正．脳脊髄液漏出症画像判定基準・画像診断基準．脳神経外科速報 2012;22 (2):200-206.
4. 竹島多賀夫．低髄液圧症候群．In: 福井次矢，高木誠，小室一成総編集．今日の治療指針2017. pp932-933, 医学書院，2017.

I 症例から学ぶ　最近始まった頭痛

Case 4 首が痛くて回らない76歳，女性
──クラウンデンス症候群

【現病歴】1年前より時々頭重感あり。2日前より後頭部と後頸部の痛みが出現，湿布を張って様子をみていたが，改善しないために来院。神経所見は後頭部，後頸部の痛み，首の回旋制限以外異常なし。血液検査では白血球数8,090/mm^{3}と軽度増加，CRP4.2mg/dlと上昇。
頸椎CTで歯状突起後方に冠状の石灰化像を認めた（図1）。

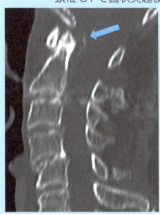
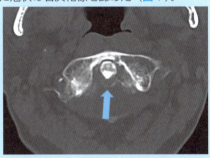

図1　頸椎CTスキャン像
歯状突起の後方に石灰化像を認める。

診断　crowned dens syndrome（CDS）頸椎環軸椎偽痛風

治療経過

インドメタシンファルネシル（200）2 Cap/日で治療開始。2週後には症状軽減し，3ヵ月で減量休薬した。

解説

　本例は急性発症の後頭部，後頸部の疼痛で，炎症反応と頸椎環軸椎に冠状の石灰化所見を認めた．典型的な crowned dens syndrome（CDS）である．高齢の女性に多いが，男性でもみられる．歯突起周辺の組織にピロリン酸カルシウム（CPPD）が沈着し，炎症をおこすと考えられており，偽痛風とも称される．時に CPPD ではなくハイドロキシアパタイトの沈着で同様の症状が発現する．NSAIDs で軽減する．予後良好な疾患であるため，組織学的検索や沈着した結晶成分の詳細な分析がなされることは少なく，大部分は臨床的に診断されている．CPPD の沈着は椎間板，黄色靱帯，椎間関節，横靱帯などが主座と考えられているが，石灰化，炎症により解剖学的な位置が画像上，正確に判定できないこともある．

　急性発症の頸部痛で，頸部の運動制限があれば CDS を疑う．頸部痛ではなく，後頭部痛を訴える患者もおり，また，発熱することもある．感染性脊椎炎の除外が必要である．治療は，NSAIDs 内服が第1選択で，安静も重要である．ステロイドを使用することもあるが，細菌感染を否定しておく必要がある．　数週で軽減するものが多いが長期にわたる例もある．

　画像では歯突起の後方に crown（冠）状あるいは halo（天使の光輪）様に石灰化を認めることが特徴である．crowned dens syndrome の名称は Bouvet が最初に提唱した[1]．石灰化部位を放射線学的に検討した報告がある．50％は歯突起後方のみに石灰化を認め，後側方が27.5％，環状12.5％，前方のみ5％，側方5％とされている[2]．

文献

1. Bouvet JP, le Parc JM, Michalski B, et al. Acute neck pain due to calcifications surrounding the odontoid process: the crowned dens syndrome. *Arthritis Rheum*. 1985; 28:1417-1420.
2. Goto S, Umehara J, Aizawa T, et al. Crowned Dens syndrome. *J Bone Joint Surg Am*. 2007; 89:2732-2736.

I 症例から学ぶ　最近始まった頭痛

Case 5

頭頂部が円形状に痛む
——貨幣状頭痛

【症　例】45歳女性
【主　訴】頭痛
【現病歴】40才頃より時々頭痛あり。数週前から、右頭頂部に頭痛が出現した。鎮痛薬服用で一時的に軽減。かかりつけ医より紹介受診。

頭痛の特徴：右頭頂に直径4cmの円形状の部位が痛む。チクチク、ピリピリする。一日中続くが、多少変動する。
神経所見：特記事項なし。脳MRI異常なし。
既往歴：NSAIDs喘息

診断　#4.8　貨幣状頭痛（nummular headache）

治療経過

　プレガバリン150mg、プレドニゾロン30mg/日で治療開始、プレドニゾロンは1週で漸減中止。3週でプレガバリンも中止した。
　（注：貨幣状頭痛には通常NSAIDsを用いるが、本例は喘息のためNSAIDsが使用できないので短期間ステロイドを用いた。）

解説

　貨幣状頭痛は頭皮の円形または楕円形の部位に限局した痛みで、明瞭な輪郭があり、痛む部位の大きさと形が一定である。直径は1～6cm程度。頭皮のどの場所にもおこりうるが、頭頂部に多い。

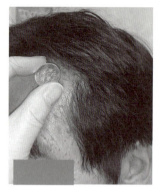

図1
症例：73歳男性。緊張型頭痛＋貨幣状頭痛。前頭部に約2cmのコイン状部位に刺すような痛みが持続していた。ちょうど100円硬貨の大きさで、同部の刺すような痛みが持続していた。

表1　4.8　貨幣状頭痛の診断基準（ICHD-3β）

A	Bを満たす持続性あるいは間欠的な頭部の痛みがある
B	頭皮の領域に限定して感じ、以下の4つの特徴をすべてもつ 　1．くっきりした輪郭 　2．大きさと形が一定 　3．円形または楕円形 　4．直径が1～6cm
C	ほかに最適なICHD-3の診断がない

　頭痛の持続時間様々で数秒～数日の痛みを繰り返す例から、慢性的な持続痛を訴えるケースもある。痛みの性状も様々である。図1は硬貨のような形状の疼痛部位を示したものである（73歳男性、緊張型頭痛＋貨幣状頭痛、自験例）。診断基準を表1に示した。

　Parejaらが2002年に報告した[1,2]。頭頂部に多いが、前頭部、側頭部、後頭部にもおこりうる。時に、複数あるいは多巣性に発現するが、それぞれの部位はすべての貨幣状頭痛の特徴を保つ。

　痛みの強度は、一般に軽度～中等度であるが重度のこともある。持続時間は様々で、報告例の大半は3ヵ月以上持続する慢性の経過の症例であるが、短期間の例の報告もある。患部には、感覚鈍麻、異常感覚、錯感覚、アロディニア、圧痛などがみられることもある。疼痛領域の脱毛がみられる例も報告されている。皮膚科学的病変や局在する病変の鑑別が必要である。当院における24例の貨幣状頭痛の検討では[3]、拍動痛を示したものが12例（50％）、刺すよう

な痛み8例（33％），チクチク8例（33％），えぐられるような3例（13％），鈍痛2例（8％），穿刺様1例（4％）であった（重複があり合計は100％を超える）。頭痛の程度は軽度7例（29％），中等度14例（58％），重度3例（13％）であった。大きさは直径2～8cmで様々であったが，3cm程度が9例（37.5％）で最も多かった。

（注：現在の診断基準では直径6cmまでとされているが，8cmの楕円形の症例も検討に含めた）

貨幣状頭痛の治療：正確な診断をして心配ない頭痛であることを説明するのみで治療は不要であるケースも少なくない。通常はNSAIDsを適宜使用する。予防薬としてはアミトリプチリンが第1選択である。重度の例では本例のようにプレガバリンを用いることもある。難治例でボツリヌス毒素を使用した報告もある。

文献

1. Pareja JA, Montojo T, Alvarez M. Nummular headache update. *Curr Neurol Neurosci Rep*. 2012;12（2）:118-124.
2. Pareja JA, Caminero AB, Serra J, et al. Numular headache: a coin-shaped cephalgia. *Neurology*. 2002;58（11）:1678-1679.
3. Miyahara J, Sugiyama H, Yamakawa K, et al. A series of nummular headache in a Japanese tertiary headache center; Clinical analysis of 24 cases. ARCH 2016; Seoul (South Korea) Oct 15-16, 2016.

I 症例から学ぶ　最近始まった頭痛

Case 6　片目の視力障害と頭痛の小児例
―視神経炎による頭痛

【症　例】13歳女児
【主　訴】左目視力障害，頭痛
【現病歴】元来頭痛なし。●月7日に左眼の奥の痛みが出現。痛みは一旦軽減したが，翌日，眼痛が再発，また左眼の見えにくさも出現。物が白っぽく見える。側頭部痛もあり，耳鳴，鼻汁を伴った。眼科受診したが，眼科的異常はないといわれた。その後，耳鼻科，脳外科受診，脳CTを含め異常なし。常に左の眼奥痛，側頭部痛があり，毎日，1～2回，2時間程度の強い痛みとなる。この時に，眼充血や流涙は認めない。インドメタシン投薬加療されたが，症状が持続するため，発症1ヵ月の時点で紹介受診した。家庭，学校で特にストレスや問題はない。登校はできている。

神経所見：左眼の視野狭窄を認める以外，神経学的脱落はない。
初診時頭痛診断：
　　1）　視神経炎，多発性硬化症の疑い
　　2）　新規発症持続性連日性頭痛の疑い
脳MRI：異常なし

入院治療経過

　入院後，ステロイドパルス療法（ソルメドロール500mg/日×5日）実施後，眼痛，頭痛はほぼ消失し，視力も0.7まで改善。治療後の視覚誘発電位（VEP）のP100潜時は左右差なく正常範囲であった。眼痛，頭痛は視神経炎に伴う頭痛の診断基準をみたしており（表1），この診断で経過をみた。退院1ヵ月後の外来受診の際には頭痛は完全消失していた。

表1　13.5　視神経炎の診断基準（ICHD-3β）

A	片側性あるいは両側性の頭痛でCを満たす
B	臨床所見，電気生理学的所見，画像所見または血液検査所見のいずれか1つ以上が視神経炎の存在を示す
C	原因となる証拠として，以下の両方が示されている 　1．頭痛は視神経炎と時期的に一致して発現している 　2．頭痛は以下の2つの特徴のいずれか一方または両方をもつ 　　a）眼球後部，眼球，眼球前部または眼球側面のいずれか1つ以上に限局する 　　b）眼球運動によって増悪する
D	ほかに最適なICHD-3の診断がない

診断　#13.5　視神経炎

解説

　視神経炎では，視神経の脱髄による一眼または両眼の背後の痛みが出現し視覚障害を伴う。視神経炎はしばしばみられる多発性硬化症の徴候となり，痛みが視力障害に先行することもある。臨床症例をまとめた報告によると視神経炎による頭部の痛みは90％で認められる。

　頭部MRIで眼窩内に造影効果があれば眼球運動によって痛みが誘発される頻度は高い（90％）が，造影効果がなければそのような痛みの出ない割合が高い（70％）とされている。本例では，明確な造影効果はみられなかったが，頭痛と視力障害の発症の経過と症状の特徴，治療に対する反応性より視神経炎によるものとした。多発性硬化症に進展する可能性については，慎重に経過をみることとした。

　眼痛が目立つ頭痛の際に鑑別すべき疾患は複数ある。一次性頭痛では，群発頭痛を含む三叉神経・自律神経性頭痛，一次性穿刺様頭痛の一部（眼内針症候群，周期性眼痛症）などが，二次性頭痛では急性緑内障による頭痛，眼球炎症性疾患による頭痛，眼窩滑車部炎による頭痛など，眼疾患による頭痛は当然として，この他，有痛性眼痛症（painful ophthalmoplegia: Tolosa-Hunt症

候群，眼窩先端症候群など）や，本例のような視神経炎を鑑別する必要がある。

文献
1. Marzoli SB, Criscuoli A. Headaches attributed to visual disturbances. *Neurol Sci*. 2015;36 Suppl 1:85-88.
2. Du Y, Yang J, Li JJ, et al. Unilateral optic neuritis in a Chinese population in three centers. J *Clin Neurosci*. 2011;18:902-904.
3. Fazzone HE, Lefton DR, Kupersmith MJ. Optic neuritis: correlation of pain and magnetic resonance imaging. *Ophthalmology*. 2003;110:1646-1649.

コラム

漢方と頭痛

　漢方薬を処方してほしいという頭痛患者は少なくない。片頭痛に対する呉茱萸湯，緊張型頭痛の対する釣藤散がよく知られており，一定の科学的エビデンスのある漢方治療として使用されている。慢性頭痛の診療ガイドラインには，このほか，桂枝人参湯，葛根湯，五苓散の有用性が記載されている。呉茱萸湯は予防薬としての使用ばかりでなく，頭痛発作時の頓用薬としても用いられることがある。葛根湯は頭痛時の頓用あるいは比較的短期間の予防的投与が行われている。NSAIDs の代替として使用されることが多い。呉茱萸湯は長期の連用は推奨されない。

　五苓散は主として婦人科領域でよく処方されている印象がある。五苓散は，口渇や尿量減少がある患者の「水滞（すいたい）」を改善するとされ，頭痛にむくみ（浮腫）やめまい，下痢などがあるケースに処方されている。

　ガイドラインには掲載されていないが，川きゅう茶調散による頭痛治療も注目されている。

　抑肝散が薬物乱用頭痛の治療に有効とのエキスパートオピニオンがあり，医師主導の多施設二重盲検試験が実施されている。オープンでの使用経験では一定の効果がありそうな印象である。

　漢方薬は伝統医学をもとに経験的に使用されてきた治療薬であるが，わが国における頭痛治療においても一定の役割をもつ薬剤である。

Ⅰ 症例から学ぶ　毎日おこる激しい頭痛

Case 7　眼充血，流涙を伴う激しい頭痛の2症例
―インドメタシン反応性頭痛

【症例1】 56歳女性，主婦

　元来頭痛もちではなかった。52歳頃，左の眼の周囲の痛みが始まった。痛みは5〜6分続き，その後，潮がひくように軽減する，目の充血と流涙を伴う。吐き気や音過敏，光過敏は伴わない。

　当初1日数回であったが，回数がふえて，1日10回くらい発作が起こる。眼科では異常なしといわれた。脳外科で，脳MRI，MRA検査をうけたが異常なかった。三叉神経痛としてカルバマゼピンを服用したが無効，群発頭痛としてトリプタンも処方されたが効果がなかった。鎮痛薬も無効。複数の医療機関を受診したが，同様の処置の繰り返しであった。頭痛の頻度や程度が軽減する時期もあったが，完全に消失することはなかった。

　当院，受診時，発症4年目であった。インドメタシン75mg/日の投与により頭痛は完全消失した。H2ブロッカーを併用していたが，6ヵ月目に胃，十二指腸の糜爛を指摘され，インドメタシンを一旦中止したところ，頭痛が起こるようになった。現在はインドメタシンファルネシル200mg/日とPPIで治療し，胃腸障害も含め比較的良好なコントロールが得られている。

【症例2】 52歳女性，会社員

　4ヵ月より，右目の激痛が起こるようになった。右半分の頭痛が一日中続いており，日に数回，激しい痛みが起こる。市販の頭痛薬，病院で処方された鎮痛薬は効果がなかった。激しく痛み出すと，目が充血し，涙が出て，鼻水が出る。目をえぐられるような，また，刺されるような痛みが30分から1時間くらい続き，その後自然に和らぐが，頭痛が完全に消えることはない。かかりつけ医より，当院を紹介され受診した。神経所見，脳MRIは異常なし。インドメタシン75mg/日の投与2日後から，頭痛は完全に消失した。治療3ヵ月後に減量中止すると再発したので，インドメタシンを再投与した。その後2年間，50mg/日で経過良好である。

解説

症例1は三叉神経痛と群発頭痛の中間的な病像である。

三叉神経・自立神経性頭痛（Trigeminal autonomic cephalalgias, TACs）の平均的なイメージの症例といえる。TACsの中で，歴史的に最も有名なのは，**慢性発作性片側頭痛**（CPH）で，ノルウェーの Sjaastadt が1974年に発見した[1]。群発頭痛様であるが，発作が10分程度で群発頭痛より短く，頭痛発作の頻度が1日5回以上と群発頭痛より多い。発作時に眼充血や流涙を伴う。最も特徴的なことは，他の NSAIDs はほとんど効果がないのに，インド

表1　発作性片側頭痛の診断基準（ICHD-3β）

3.2	「発作性片側頭痛」の診断基準
A	B～Eを満たす発作が20回以上ある
B	重度の一側性の痛みが，眼窩部，眼窩上部または側頭部のいずれか1つ以上の部位に2～30分間持続する
C	痛みと同側に少なくとも以下の症状あるいは徴候の1項目を伴う 　1．結膜充血または流涙（あるいはその両方） 　2．鼻閉または鼻漏（あるいはその両方） 　3．眼瞼浮腫 　4．前額部および顔面の発汗 　5．前額部および顔面の紅潮 　6．耳閉感 　7．縮瞳または眼瞼下垂（あるいはその両方）
D	発作の頻度は病悩期間の半分以上においては，5回/日以上である
E	発作は治療量のインドメタシンで完全寛解する
F	ほかに最適な ICHD-3 の診断がない
3.2.1	「反復性発作性片側頭痛」の診断基準
A	3.2「発作性片側頭痛」の診断基準を満たす発作があり，発作期が認められる
B	未治療の場合に7日～1年間続く発作期が，1ヵ月以上の寛解期をはさんで2回以上ある
3.2.2	「慢性発作性片側頭痛（CPH）」の診断基準
A	3.2「発作性片側頭痛」の診断基準を満たす発作があり，Bを満たす
B	1年間以上発作が起きており，寛解期がないか，または寛解期があっても1ヵ月未満である

メタシンが著効することである。Sjaastadtらは，当初，群発頭痛のvariantとして報告している。その後，多くの研究により概念が整理され，寛解期のある例も報告され，発作性片側頭痛としてまとめられ，反復性と慢性のサブフォームにわけられている。診断基準を表1に示した。本例は典型的なCPHである。インドメタシンが著効するが，胃腸障害により継続が困難なことが少なくない。プロドラッグであるインドメタシンファルネシルを用いるのも工夫のひとつである。インドメタシンを中止せざるをえない場合は，ガバペンチンやプレガバリン，トピラマートなどが選択肢である。これらの薬剤とインドメ

表2　3.4「持続性片側頭痛」の診断基準（ICHD-3β）

3.4	「持続性片側頭痛」の診断基準
A	B〜Dを満たす一側性の頭痛がある
B	3ヵ月を超えて存在し，中等度〜重度の強さの増悪を伴う
C	以下の1項目以上を認める
	1．頭痛と同側に少なくとも以下の症状あるいは徴候の1項目を伴う 　a）結膜充血または流涙（あるいはその両方） 　b）鼻閉または鼻漏（あるいはその両方） 　c）眼瞼浮腫 　d）前額部および顔面の発汗 　e）前額部および顔面の紅潮 　f）耳閉感 　g）縮瞳または眼瞼下垂（あるいはその両方） 2．落ち着きのない，あるいは興奮した様子，あるいは動作による痛みの増悪を認める
D	治療量のインドメタシンで完全寛解する
E	ほかに最適なICHD-3の診断がない
3.4.1	「持続性片側頭痛，寛解型」の診断基準
A	3.4「持続性片側頭痛」の診断基準を満たす頭痛があり，Bを満たす
B	頭痛は連日性でも持続性でもなく，治療を行わなくても1日以上の寛解期で中断される
3.4.2	「持続性片側頭痛，非寛解型」の診断基準
A	3.4「持続性片側頭痛」の診断基準を満たす頭痛があり，Bを満たす
B	頭痛は連日性かつ少なくとも1年間持続しており，1日以上の寛解期を認めない

タシン低用量の併用もよく行われている[2]。

症例2は**持続性片側頭痛**である。診断基準を表2に示した。

持続性片側頭痛は，発作性片側頭痛とともにインドメタシンが著効する頭痛である。持続性片側頭痛は，ICHD-2では，第4章の「その他の一次性頭痛」のグループに分類されていたが，ICHD-3βでは，第3章TACsに分類された。

インドメタシン反応性頭痛は治療可能な一次性頭痛の一群である。適切に診断されずに多くの医療機関を転々とする患者も少なくない。インドメタシン反応性頭痛の概念は治療選択の観点からも重要である。なお，一次性頭痛の分類と診断は症候学的になされており，原則として薬剤の効果による診断は排除されているが，インドメタシンは例外的に診断基準に含まれている。

インドメタシンの用量と診断については注意が必要である。国際頭痛分類第3版β版の日本語版[3]の「日本語版作成にあたって」の章に以下の記載がある。3.2「発作性片側頭痛」，3.4「持続性片側頭痛」の診断基準の注には「成人では経口インドメタシンは最低用量150mg/日を初期投与量として使用し必要があれば225mg/日を上限に増量する」と記述されている。わが国では，インドメタシン経口薬の使用量は最高量75mg/日まで，直腸投与（坐薬）は最高量100mg/日までとされている。わが国ではこれ以上の用量の安全性が確認されていないので，ICHD-3βの診断基準の記載にある用量の使用は一般には推奨できない。日常臨床では75mg/日までの投与で反応性を判断してよいと考えられるが，75mg/日のインドメタシンが無効の場合は臨床的特徴や抗てんかん薬との相乗効果なども勘案し総合的に判断する必要がある。

インドメタシン反応性頭痛の診断や治療に際してのインドメタシンの用量についてはわが国の専門家でも意見が分かれるところで，今後の検討が必要である[3]。なぜインドメタシンが効くのか，なぜ他のNSAIDsは効かないのかについて，様々な見解があるが，今のところ明快なものは無い。

Ⅱ三叉神経・自立神経性頭痛2）群発頭痛以外のTACsの表3（p117）にTACsと三叉神経痛の持続時間，自律神経症状，重要な薬剤に対する反応を一覧にした。TACsの病態はまだ不明な点も多いが，自律神経症状は副交感神経系の機能亢進により生じると考えられている。発作の上流では視床下部の異常が想定されている[4]。

文献

1. Sjaastad O, Dale I. Evidence for a new (?), treatable headache entity. *Headache*. 1974; 14: 105-108.
2. 菊井祥二，宮原淳一，杉山華子，他．持続性片側頭痛の長期治療 pregabalin や topiramate 併用による indomethacin 減量の試み．*神経治療学*．2016; 33: 53-56.
3. 日本頭痛学会・国際頭痛分類委員会訳．国際頭痛分類第 3 版 beta 版．医学書院，2014.
4. Leone M, Bussone G. Pathophysiology of trigeminal autonomic cephalalgias. *Lancet Neurol*. 2009; 8: 755-764.

コラム

子供の頭痛

　子供の頭痛への対処はこれからもっと力をいれてやっていかないといけない領域である．頭痛専門医は神経内科や脳外科など成人科の専門領域を背景とした医師が多い．小児科医で頭痛専門医あるいは，頭痛に興味と熱意をもって診療している医師は圧倒的に不足している．小児科領域でもっと頭痛に興味をもってもらうことも大切であるし，同時に成人科の医師が子供の頭痛を積極的に診療することも重要である．頭痛専門医の必修カリキュラムに小児の頭痛が含まれているので，理論的かつ制度的には頭痛専門医はベースの診療科にかかわらず小児頭痛をみるための知識はあるはずなのだが敬遠するドクターが少なくないのが現状である．

　小児頭痛といっても様々であるが，入口，あるいは裾野の小児頭痛診療の基本は二次性頭痛の除外と片頭痛を適切に診断することである．患児からの情報が得にくい点，親の希望，意見と患児の考えが一致しない場合の対応などに留意すればそれほど困難なものではないので，是非多くのドクターが小児の頭痛をみていただきたい．小児の連日性頭痛で不登校のケースは少しハードルが高いので別コラムで述べる（p173）．

I 症例から学ぶ　毎日おこる激しい頭痛

Case 8　短時間持続性片側神経痛様頭痛発作
——SUNCT

【症　例】81歳，男性
【主　訴】連日の激しい頭痛
【現病歴】78歳時，右眼窩～前頭部に激痛が起こるようになった。電気の針で刺激されるような激痛で，全身が震える。15～30秒持続する。約5分の間隔で終日繰り返し起こる。頭痛発生時には右側の眼充血と流涙，鼻汁漏を伴う。約1ヵ月で自然寛解した。その後，毎年，1～1.5ヵ月，同様の頭痛が出現している。様々な鎮痛薬，頭痛薬を試したがほとんど効果はなかった。
　2週間前から，同様の頭痛が出現し，某病院を受診．Pregabalin（150mg/日），インドメタシンを処方されたが，効果なく，当院紹介入院となった．

脳 MRI・MRA：異常なし
神経所見：頭痛以外異常なし。
頭痛発作は10～30秒の右側頭部痛に右眼からの流涙と右眼球結膜眼充血，鼻汁漏を伴う。一日中この発作が繰り返し起こる。

診断　結膜充血および流涙を伴う短時間持続性片側神経痛様頭痛発作（SUNCT）

入院後経過

　入院後，ガバペンチン（900mg/日）を開始した。リドカイン持続静注（1mg/min）を心電図モニター装着下で開始。リドカイン開始直後より，頭痛発作は消失した。7日後，ガバペンチン継続下でリドカインを中止したところ，症状が再燃したので，リドカインを再度，持続静注し頭痛発作は消失し

た。ラモトリギンを25mgより開始し，50mgまで増量した。7日後，リドカインを中止したが，その後は頭痛発作の再燃なく，退院した。

解説

　結膜充血および流涙を伴う短時間持続性片側神経痛様頭痛発作（Short-lasting unilateral neuralgiform headache attacks with conjunctival injection and tearing: SUNCT）の典型例である。第1枝領域の三叉神経痛痛様であるが，頭痛側に眼充血や流涙を伴う点が三叉神経痛と異なっている。「結膜充血および流涙を伴う短時間持続性片側神経痛様頭痛発作」の頭痛病名がその特徴を端的に表現している。三叉神経痛とSUNCTの決定的な違いは，SUNCTでは不応期なしに頭痛がおこるが，典型的三叉神経痛では発作後に不応期を伴うことであるとされている。同様の頭痛であるが，結膜充血，流涙のいずれかを欠く症例の報告があり，頭部自律神経症状を伴う短時間持続性片側神経痛様頭痛発作（Short-lasting unilateral neuralgiform headache attacks with cranial autonomic symptoms: SUNA）として記載されている。ICHD-3βではSUNCTとSUNAを包括する概念として，短時間持続性片側神経痛様頭痛発作（Short-lasting unilateral neuralgiform headache attacks）としてTACsのサブタイプとしてまとめられ，SUNCT，SUNAはこのサブフォームとして記載され，各々反復性と慢性のサブフォームが規定されている（p104, II 三叉神経・自律神経性頭痛1）群発頭痛の表1，「3.3　短

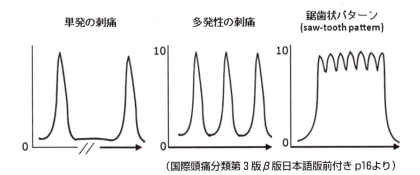

（国際頭痛分類第3版β版日本語版前付き p16より）

図1　鋸歯状パターン (saw-tooth pattern)

時間持続性片側神経痛様頭痛発作」参照)。診断基準の抜粋を **II 三叉神経・自律神経性頭痛２）群発頭痛以外の TACs の表２**（p116）に示した。

　頭痛の持続時間は，１回１回の痛みは短時間であっても，不応期なしに連続的に発生するために鋸歯状パターン（sawtooth pattern）をとることがあることに注意を要することが ICHD-3β 日本語版の解説にも記載されている（**図１**）。

　きわめて難治の頭痛である。ガバペンチン，トピラマート，ラモトリギンなどが有効であったと報告されている。現在，多くのエキスパートはラモトリギンを第１選択としているが，重症薬疹に注意が必要である。少量から緩徐に漸増する。50mg〜100mg/日程度で効果がえられることが多い。SUNCT 発作を緊急で改善するにはリドカインの持続静注が奏効する。1mg/kg/hr 程度を使用するが，念の為心電図の持続モニター下で使用している。経口薬の効果がえられるまでの間，数日の使用に留める。

注：　ガバペンチン，トピラマート，ラモトリギンは TACs の保健適用は未承認である。リドカインの静注は難治性疼痛に対する治療としての適応外使用が厚生労働省保険局医療課長通知（平成23年９月28日）で認められている。

Ⅰ 症例から学ぶ　毎日おこる激しい頭痛

Case 9　入浴，怒責によって発生する雷鳴頭痛
——可逆性脳血管攣縮症候群（RCVS）

【症　例】55歳，女性
【主　訴】激しい頭痛
【現病歴】元来頭痛なし。X月22日，トイレで排便時に，両側の激しい頭痛が出現した。近医を受診したが，脳CT検査は異常がなく，鎮痛薬を処方された。翌日，午後，入浴すると，湯船に入った途端に激しい頭痛が出現，近医を再受診した。脳MRI異常なし。トリプタンを処方され，帰宅した。その後も入浴，怒責にて激しい頭痛がおこるためX＋1月8日，当院頭痛外来受診した。
神経所見：異常なし。脳MRIは異常なし，MRAで左中大脳動脈の軽度狭窄所見が疑われた。

診断　可逆性脳血管攣縮症候群（RCVS）の疑い

治療経過

　即日入院，安静とし，ロメリジンの内服を開始した。入浴を避け，清拭で経過をみた。入院2週（発症4週後）で頭痛がおこらなくなり退院した。
　脳MRAの軽度狭窄所見は消失した。以後，外来経過観察しているが再発しない。

解説

　元来頭痛のない患者に突然発症した雷鳴頭痛（thunderclap headache）である。
　雷鳴頭痛は文字通り，頭の中で雷が鳴ったような激しい頭痛で，くも膜下出

血の際の頭痛に酷似している。1ヵ月程度にわたり，激しい頭痛を繰り返すが，精査しても器質的異常を認めないものを#4.4「一次性雷鳴頭痛」と診断していた。入浴に関連しておこる場合は，「入浴関連頭痛」の診断名を用いる場合がある。入浴関連頭痛は，2000年，わが国のNegoroら[1]により最初に報告された頭痛で，入浴あるいはシャワーなどを契機として発現する高度の頭痛である。頭痛は爆発性あるいは拍動性で10分から数時間持続する。しばしば，悪心を伴い，時に嘔吐する例もある。数週間にわたり，入浴やシャワー浴により同様の発作を繰り返す。入浴関連頭痛は国際頭痛分類には収載されていないが，アジア人に多い雷鳴頭痛のひとつである。Wangら[2]は21例の入浴関連雷鳴頭痛のシリーズを検討している。全例女性で，発症時の平均年齢は54±8歳，頭痛発作の期間は6〜34日（平均14日），発作回数は5.1±3.6回であった。片頭痛の既往をもつものが多く，その発生機序として，入浴・温水刺激に伴う自律神経反射を介する脳血管攣縮を推測している。21例中13例において脳MRAで脳血管攣縮が認められたが，脳血管攣縮を認める群と認めない群との間で，頭痛の性状や経過には全く差はみられなかった。

ICHD-3βでは#6.7.3「RCVSによる頭痛」が6.「頭頸部血管障害による頭痛」に追加され，診断基準の中にRCVSによる頭痛は性行為，労作，ヴァルサルヴァ手技，感情，入浴やシャワー浴などが引き金となるとされており，雷鳴頭痛がおこる一次性頭痛である一次性咳嗽性頭痛，一次性運動時頭痛，性行為に伴う一次性頭痛，入浴関連頭痛などの病態の一部がRCVSである可能性が示唆されている。

一次性雷鳴頭痛とRCVSによる頭痛の診断基準を表1，2に示した。

RCVSは，発症初期では脳表の細い血管が一部では拡張し，一部では攣縮した状態となり，その後，血管攣縮が中サイズの血管頭蓋内の主幹動脈へと順々に拡がっていくと考えられている。初期の細い血管の拡張が頭痛を引き起

表1 4.4「一次性雷鳴頭痛」の診断基準（ICHD-3β）

A	BおよびCを満たす重度の頭痛
B	突然発症で，1分未満で痛みの強さがピークに達する
C	5分以上持続する
D	ほかに最適なICHD-3の診断がない

表2　6.7.3「可逆性脳血管攣縮症候群（RCVS）による頭痛」の診断基準（ICHD-3β）

A	新規の頭痛で，C を満たす
B	可逆性脳血管攣縮症候群（RCVS）と診断されている
C	原因となる証拠として，以下のうち少なくとも1項目が示されている： 1．頭痛は局在神経学的欠損または痙攣発作（あるいはその両方）を伴うことも伴わないこともあり，血管造影で「数珠（strings and beads）」状外観を呈し，RCVSの診断の契機となった 2．頭痛は以下の項目のどちらかまたは両方の特徴をもつ 　a）雷鳴頭痛として発現し，1ヵ月以内は繰り返し起こる 　b）性行為，労作，ヴァルサルヴァ手技，感情，入浴やシャワーなどが引き金となる 3．発症から1ヵ月を超えると著明な頭痛は起こらない
D	ほかに最適なICHD-3の診断がなく，動脈瘤性くも膜下出血が適切な検査で除外されている

こす。

　病初期は細い血管に病変の主座があり，症状が発症して1週間程度はMRAやCT angiography，カテーテルによる血管造影でも正常所見のことがしばしばある。雷鳴頭痛を繰り返すが，脳血管撮影でRCVSに典型的な頭蓋内血管の数珠状病変を呈さない場合には6.7.3.1「RCVSによる頭痛の疑い」としてコードすることを推奨している。本例はこの状況に合致する。

　RCVSでは，頭痛，けいれんの他，頭蓋内出血（弁蓋部くも膜下出血，脳内出血または硬膜下出血），脳梗塞，さらにはposterior reversible encephalopathy syndrome（PRES）に一致する脳浮腫などの様々なパターンの病変を呈することが知られている。

　RCVSは中年女性に好発し，特発性が多いが，半数以上で誘発因子があるとされている．RCVSの誘因には，妊娠・産褥期，各種の薬剤（大麻，エルゴタミン，トリプタン製剤，SSRI，免疫抑制剤，免疫グロブリン，鼻腔鬱血除去点鼻薬など），カテコラミン産生腫瘍，その他，高Ca血症，未破裂動脈瘤，頭部外傷，片頭痛などが記載されている[3]。

　RCVSの治療にはCa拮抗薬が一般的に使用される。海外文献ではnimodipine（本邦未発売）が標準であるが，わが国ではロメリジンがよく用いられている。

この他，バルプロ酸，トピラマート，ガバペンチン，アミトリプチリン，プロプラノロールなど，片頭痛予防療法と同様の薬剤の有用性が報告されている。

入浴関連頭痛にはトリプタンが使用されることがあった。筆者も以前は，入浴関連頭痛の治療に症例によってはトリプタンを選択し，一定の治療効果があった例を経験している。最近は，入浴関連頭痛はRCVSによる頭痛の一部であると理解するほうがよいとの見地から，トリプタンの処方は控えるようになった。

トリプタンがRCVSの誘因となったとの報告もあり，RCVSや一次性雷鳴頭痛，入浴関連頭痛におけるトリプタンの使用の可否は今後のエビデンスの集積を待つ必要があり，現時点では控えるべきであると考えている。

文献

1. Negoro K, Morimatsu M, Ikuta N, et al. Benign hot bath-related headache. Headache. 2000;40:173-175.
2. Wang SJ, Fuh JL, Wu ZA, et al. Bath-related thunderclap headache: a study of 21 consecutive patients. Cephalalgia. 2008;28(5):524-530.
3. Ducros A, Bousser MG. Reversible cerebral vasoconstriction syndrome. Pract Neurol. 2009;9:256-267.

Ⅰ 症例から学ぶ　長期間にわたって続く頭痛

Case 10

長期間続く激痛発作
——慢性群発頭痛

【症　例】46歳男性，会社役員
【主　訴】目の周囲と側頭部の激痛発作
【現病歴】20代前半に，右目の周囲と側頭部の激しい頭痛が3週間ほど続くことがあった。市販の頭痛薬をのむと1時間程度で軽減していた。数年に1回，主に春先に同様の頭痛が数週起こることがあった。病院で脳CT検査を受けたが異常なしといわれた。30歳頃，神経内科を受診し群発頭痛と診断され，寝る前に，カフェルゴットを処方された。35歳時よりスマトリプタン自己注射を使っている。今回は12ヵ月以上頭痛が続いており，ほとんど毎日注射している。主治医より，薬物乱用頭痛になっているのでこれ以上処方できないと言われて当院の頭痛外来を受診した。

一般身体所見，神経所見：異常なし。脳MRI，副鼻腔を含め，異常なし。
検血一般，血液生化学：正常範囲。
頭痛問診の追加：頭痛は毎回右側，発作時，目の充血と流涙を伴う。発作時は痛みのため落ち着かず，じっとしていられない。20歳頃は市販の頭痛薬を飲んで1時間くらいで終わっていたが，30歳頃からは2時間以上頭痛が続く。1日1回から2回で，朝の5時頃に頭痛が多かった。寝る前にカフェルゴットを内服すると発作の頻度は少なくなったが，発作が起こってから内服しても効果がなく，頭痛が2時間くらい続いた。

スマトリプタンの注射は有効で注射後，約10分で頭痛が軽減した。38歳頃より，頭痛が続く期間が3ヵ月近くになり，次の頭痛が始まるまでの期間も短くなってきた。一旦終わっても，1ヵ月もしないうちにまた，頭痛が始まるようになっている。スマトリプタンの注射は有効であるので，引き続き処方を希望している。

診断　慢性群発頭痛

治療経過

　ベラパミルを3錠／日から開始して，3日目より6錠／日，1週後から9錠／日とした。3週後より頭痛の頻度が減少したが，2日に1回程度の発作があったので，リチウムを200mgから開始し，2週毎に100mg増量し400mgで維持した。血中濃度は0.3mEq／Lであった。3ヵ月後に頭痛はほぼ消失した。その後，2ヵ月，予防療法を継続し，漸減中止した。この間，スマトリプタンの自己注射は必要時，1日2回まで許可した。ベラパミル開始後は，注射の実施回数は徐々に減少し，週に2回程度までになった。頭痛発作が起こっても比較的軽度で，少し我慢していると軽減するので，必ずしも毎回注射する必要がないとのことであった。

解説

　本例における20歳頃の頭痛は，群発頭痛の診断基準に合致する。最近の頭痛は，慢性的に発生していて，「群発」という状態ではないが，頭痛の性状自体は群発頭痛に一致している。
　群発頭痛の特徴は，頭痛が群発すること以外に，眼周囲（三叉神経1枝領域）の片側性の頭痛で，流涙，眼充血などの自律神経症状を伴うことである。2004年に公開された国際頭痛分類第2版（ICHD-2）で，三叉神経自律神経性頭痛（Trigeminal Autonomic Cephalalgia, TACs）という概念が導入された。群発頭痛もTACsのひとつである。
　片頭痛（migraine）は両側に頭痛が起こることも珍しくないが，TACsは必ず片側の痛みである。日本語病名がややこしいことになっているがこれは約束事なので，そのままご理解をいただきたい。
　三叉神経痛としては1回の痛みの持続時間が長いが，群発頭痛としては持続時間が短く自律神経症状を伴う例や，1日中痛みが持続するタイプなどが，TACsの中に含まれている。その病態に三叉神経と自律神経の関与が重視さ

れており，「群発」することはあまり重視されなくなり，群発頭痛の発作が1年以上続くものを「慢性群発頭痛」と診断するようになった。字面から考えると頭が痛くなりそうな話だが，これは割り切って憶えていただくしかない。

TACsは近年，さかんに研究がなされ，新しい頭痛も発見され，その成果から，概念や分類もめまぐるしく変わってきている。**II 三叉神経・自律神経性頭痛1）群発頭痛**の表1（p104）は現在のTACsの分類（ICHD-3β）である。表2（p105）に群発頭痛の診断基準を示した。繰り返しになるが，群発頭痛の診断は，群発することよりも，片側性，三叉神経第1枝領域，副交感神経機能亢進によると考えられる自律神経症状が重視されている。診断基準C項にこれらの随伴症状が記述されている。C-2に「落ち着きのない，あるいは興奮した様子」が掲載されている。片頭痛患者は発作時，動作による頭痛の悪化が特徴で，動けなくなるのに対し，群発頭痛はじっとしていられないことが多いことも特徴である。そして，このような頭痛が，1年を超えて続くものを慢性群発頭痛とし，1ヵ月以上の寛解期を挟んで繰り返すものを反復性群発頭痛と診断する。昔ながらの「群発頭痛」は現在の国際頭痛分類では，反復性群発頭痛に該当する。

以前の教科書には群発頭痛は若年男性のみに発生するがごとくに記述されていたが，実は女性の群発頭痛も増えてきている。女性患者は若年と閉経後にピークがあることが知られている。

群発頭痛の痛みは激烈で，患者は痛みから逃れるために自殺も考えるという。また，群発頭痛患者で，尿路結石や，陣痛を経験したものが，これらの痛みよりも群発頭痛の発作のほうが痛かったと述べたとの記述もある。

わが国の群発頭痛患者の悲劇は，群発頭痛を罹患したことに加え，医療機関を受診しても正しく診断されず，その結果，最適な治療にアクセスできないこと，そして，家族や同僚にも理解されず，絶望的になったり，自暴自棄になったりする。その状況をみて，精神的なものとのレッテルを貼られて益々事態は悪化してゆく。多くの群発頭痛患者が，頭痛のために，職を失ったり，家庭崩壊に陥っている。これらの患者の少なくとも一部は適切な診断と治療にアクセスできれば人生の破綻を回避できたと思われる。

本例では典型的な反復性群発頭痛として発症し，年齢とともに，群発期が長くなり，寛解期が短くなってきて，慢性群発頭痛となっている。発作の対処法

としてのスマトリプタン自己注射にはアクセスできているが，慢性群発頭痛としての予防療法がなされていなかった。

　群発期が2～3週程度で，発作頻度が高くなければスマトリプタン注射のみの治療でも可であるが，群発期が4週以上の場合や，慢性群発頭痛では予防療法薬が必須である。Ca拮抗薬のベラパミル（40mg/錠）が国際的に標準的治療薬として用いられている。頻脈や狭心症には3～6錠/日（120～240mg）が使用されるが，群発頭痛の治療には海外では360mg以上の用量が標準的に使用されている。わが国では，6～9錠（240～360mg）が実際的な投与量である。3錠（120mg）ではまず効果は得られない。徐脈と便秘に注意する。ベラパミルの効果が発現するまでに2～3週はかかるので，治療開始時にプレドニゾロン（50～80mg程度）を使用することもあるが，ステロイドの使用には賛否がある。長期連用は様々な問題を引き起こすので，ベラパミルなどの維持的予防薬の効果が発現するまでの2週程度の使用に留める。高用量のベラパミルで効果が得られない場合にはバルプロ酸やトピラマートを併用することが多い[1]。リチウムはよく用いられていたが，最近は反復性群発頭痛に対する予防効果はエビデンスが乏しくあまり使用されなくなってきた。しかし，慢性群発頭痛には一定の効果が期待できると思われる。リチウムは治療域と中毒域が近接している薬剤なので，特に300mg/日以上を使用する場合には血中濃度のモニターが不可欠である。表1に維持的予防療法薬のエビデンスレベル，用量，注意事項などを一覧で示した[2]。本例で使用したリチウム400mg/日は表1に示した用量範囲より少ないが，筆者は通常この程度の用量で用いている。リチウムは群発頭痛の保険適用は未承認である。

　この患者の頭痛が薬物乱用頭痛である可能性については考慮を要する。片頭痛と異なり群発頭痛では，急性期治療薬を連用しても通常，薬物乱用頭痛はおこさない。ただし，片頭痛の合併例，家族歴のあるケースで，薬物乱用頭痛が発症したとの報告があるので絶対に無いとはいえない[3]。前医で薬物乱用頭痛を疑われていたので，この旨を説明し，片頭痛の合併がないこと，本人が知っている範囲で片頭痛の家族歴もなかったので，あまり心配せずにスマトリプタンを継続使用するように指導した。

　ベラパミル，プレドニゾンの適応症に群発頭痛は未承認であるが，厚労省より，保険診療において，群発頭痛に対する適応外使用を認める通知がなされて

表1 群発頭痛の維持療法薬

治療	エビデンスレベル	用量（/日）	モニター	副作用
ベラパミル	A	200〜900mg	EKG	低血圧，便秘，浮腫
リチウム	B	600〜900mg	血中リチウム濃度，腎機能，甲状腺機能	下痢，振戦，頻尿
トピラマート	B	50〜200mg	血清重炭酸濃度	錯感覚，体重減少，認知機能障害，疲労，めまい，味覚変化
バルプロ酸	C	500〜2000mg	血算，肝機能	体重増加，疲労，振戦，脱毛，悪心
メラトニン	C	10mg	なし	疲労，過鎮静
バクロフェン	C	15〜30mg	なし	傾眠，めまい，失調，脱力
ボツリヌス毒素	Not rated	50units	なし	脱力，注射部位の疼痛
ガバペンチン	Not rated	800〜3600mg	血算	傾眠，疲労，めまい，体重増加，浮腫，失調

いる（平成23年9月28日付，厚生労働省保険局医療課長通知）。

文献

1. 慢性頭痛の診療ガイドライン作成委員会．IV 群発頭痛．6．群発頭痛発作期の予防療法にはどのような薬剤があり，どの程度有効か．In: 日本神経学会・日本頭痛学会編．慢性頭痛の診療ガイドライン 2013. pp229-232. 医学書院，2013.
2. 竹島多賀夫，菊井祥二．【頭痛の成因と治療】頭痛の治療—群発頭痛．BIO Clinica. 2012;27（12）: 1133-1139.
3. Paemeleire K, Bahra A, Evers S, et al. Medication-overuse headache in patients with cluster headache. Neurology. 2006; 67（1）: 109-113.

Ⅰ 症例から学ぶ　長期間にわたって続く頭痛

Case 11　光やにおいで頭痛がおこる
——片頭痛典型例

【症　例】26歳，女性，会社員
【主　訴】光やにおいで頭痛がひどくなる
【現病歴】小学校の低学年のころからよく頭痛があった。
左右どちらか片方が痛むことも，両側が痛むこともあった。ズキズキして頭が割れるような痛みで数時間つづく。
頭痛時には悪心，音過敏，光過敏，臭過敏を伴う。
頭痛が始まる前に視野の一部（片側の上半分）が10分程度かすんで見えづらくなることもある。太陽の光を見ると頭が痛くなる。室内から屋外にでた際も前頭部の痛みを感じる。コーヒーのにおいをかぐと頭痛が起こるので，コーヒー専門店には行けない。いろいろなにおいで頭痛が起こる。最近，市販の頭痛薬を連日服用しており，心配になって受診した。

神経診察，脳MRI，脳波，血液検査：　異常なし

診断
1）前兆のある片頭痛（典型的前兆に頭痛を伴うもの）
2）前兆のない片頭痛

治療経過

　頭痛ダイアリーの記録を指導し，バルプロ酸400mg/日と葉酸0.4mg/日を開始した。頭痛発作時にはナラトリプタンを処方した。患者が前向きのダイアリー記録で確認してリストアップした誘発因子となる食べ物，飲み物，においの一覧を表1に示した。

解説

　典型的な片頭痛の症例である。片頭痛の診断は容易である。数ヵ月に1回，頭痛の前に10分程度視野の一部（同名性，右上1／4盲が多い）がぼやけることがある。視覚性前兆としは同名性の閃輝暗点（ジグザグの光）が拡大してゆくものが多いが，モザイク様であったり，点状の閃光を呈する例もある。閃輝は後頭葉視覚野の一過性の興奮による陽性症状と理解されている。視覚野では一過性の神経興奮が起こった後，神経細胞の機能抑性がおこり，これが拡延してゆく現象（皮質拡延性抑性/cortical spreading depression）が，視野の一部に閃輝（陽性症状）が出現しその後，視覚障害（暗点／陰性症状）がおこり，閃輝と暗点が視野で拡大していく症状をおこしていると考えられている。

　陽性症状を欠き，最初から陰性症状としての視覚障害のみが出現する例もある。

　真っ暗になるという訴えは少なく，ホワイトノイズ，すりガラス状との表現がなされることが多い。同名性半盲として出現することが多い。患者が単眼性と思っている例でも前向きに確認すると多くは同名性である。全盲状態となる例は経験がないが，非典型的な両側性の視野障害を訴えるケースは少なくない。

　本例はバルプロ酸の予防投与により頭痛頻度がかなり減少はしたが，月に8日程度は頭痛が発生し，トリプタンを使用している。外出時はサングラスの着用を指導した。日光により片頭痛が誘発されるケースでは，サンバイザーやサングラスがある程度有効なことがある。誘因が判明すれば避けるようにとの指導をするが，この患者はあまりにも多くの飲食物，においによる誘発があり，日常生活に大きな制約があるケースであった。

表1

食べ物
生の玉ねぎ，ネギ，ニラ，ニンニク，チョコレート，スナック菓子 カレー，中華料理全般，辛いもの，シナモン，柑橘類，メロン，ブドウ バナナ，りんご，ピーナッツ，コーヒー味のお菓子，固形チーズ，ヨーグルト おかき，せんべい，バニラアイス，クッキー，飴（特に苺味），キャラメル オリーブ，セロリ，ビスケット，醤油ラーメン，カスタード，生クリーム
飲み物
コーヒー類，紅茶，緑茶，イチゴオレ，バナナオレ，牛乳，生姜湯 ココア，液体の漢方薬，オニオンスープ，アップルジュース オレンジジュース，お酒，飲むヨーグルト
におい
タバコ，香水（ローズ系），コーヒー，コーンポタージュ，バスの車内，新車 タクシーの車内，カラオケ店内，タバコの臭いがしみついた部屋 カフェ（店の前を通って扉が開いただけでダメ） パチンコ店（店の前を通って扉が開いただけでダメ） タバコのにおいがついた服の人が電車で隣に座られるとダメ 男性の洗髪料，シナモンの香り，漢方薬のにおい，新しい畳 ニンニクを炒めている最中のにおい，正露丸のにおい

　頭痛診療では，患者の訴える症状を理解し，医学的に説明することも重要である。様々な誘因について，気のせいと切り捨てずに，傾聴してコメントすることが生活指導になる。本例でも誘因として挙げられているネギ，ニンニク，柑橘類，バナナ，中華料理，牛乳，タバコ，香水，バス，タクシーなどはよく聞く誘因である。そのことを伝え，他にも同様の症状で困っている人が居ることを伝えるだけでも，多くの患者が救われるのである。

Ⅰ 症例から学ぶ　毎日のように頭痛がある

Case 12　連日頭痛薬をのんでいる43歳, 女性
——薬剤の使用過多による頭痛（薬物乱用頭痛）

【主　訴】　毎日頭が痛い

【現病歴】　若いころより時々頭痛があった。2年くらい前から頭痛がひどくなり，市販の頭痛薬が手放せなくなった。某病院受診。脳CT撮影では異常はなく，担当医師から市販の頭痛薬をのむように指示された。頭痛がおこるたびに頭痛薬をのんでいるが，1年くらい前からほとんど毎日のんでいる。朝，目がさめると頭痛がある。薬をのむと少し楽になるので，なんとか家事をこなしている。TVの番組で薬物乱用頭痛の解説をしていて，これではないかと思い頭痛外来を受診した。

【頭痛問診の追加】　40歳くらいまでは月に数回の頭痛で，悪心，音過敏を伴っていた。早めに頭痛薬をのむと軽減するが，タイミングを逃すと寝込むことがあった。月経の前後に多かった。40歳くらいより頭痛の回数がふえて，服薬日数もふえた（月に10日程度）。最近は頭痛が全くない日は月に数日あるかないかである。1日に3回服薬する日もある。

身長　164ｃｍ，体重68.5kg，BMI＝25.4，血圧146/90mmHg，脈拍72/分

一般身体所見：異常なし。

神経学的診察（神経学的検査）：腱反射がやや亢進しているが左右差はない。その他特記事項なし。

脳MRI検査：白質にFLAIR像で高信号が散見されるが，T2強調像，T1強調像は正常。明らかな梗塞，占拠性病変は認めない。脳萎縮もない。MRAは特に異常を認めない。

　ECGは正常。血液検査：CBC正常。肝酵素がわずかに上昇。BUN，クレアチニン正常。総コレステロール　282mg/dl，TG　350mg/dl。

頭痛診断（初診時）
1）前兆のない片頭痛
2）薬剤の使用過多による頭痛（複合鎮痛薬乱用頭痛）
3）慢性片頭痛

解説

　若いころより片頭痛があり，医師から市販の頭痛薬で様子をみるように指導されたこともあり，頭痛薬を過剰使用している中年女性である。頭痛はほとんど毎日あり，慢性連日性頭痛（chronic daily headache：CDH）の状態である。

　CDHは米国のSilbersteinらが中心となって提唱された概念であるが[1]，国際頭痛分類には掲載されていない。CDHは通常，月に15日以上，一日4時間以上の頭痛が，3ヵ月以上続く状態を指す。1日4時間未満の頭痛が月に15日以上，3ヵ月以上続くものを短時間型CDH（short duration CDH）と記載することもあるがあまり普及していない。

　頭痛の分類，診断は国際頭痛分類に沿って行うのが原則である。CDHは頭痛性疾患の病名というより，状態像と捉えると理解しやすい。

　CDHの主要なものは，慢性片頭痛（変容片頭痛），慢性緊張型頭痛，薬物乱用頭痛の3つで，これに持続性片側片頭痛を加えた4型が記載され，各々に薬剤乱用（medication overuse）を伴うもの，伴わないものが付記するのが通例である。頭痛診断名のおおまかな対応を表1に示した。

　ICHD-3βの診断基準を各々表2，3，4に示した。

　いずれも頭痛日数は月に15日以上ある。鎮痛薬やトリプタンなど急性期頭痛治療薬の乱用があり，これによって頭痛が増強していれば薬剤の使用過多による頭痛（薬物乱用頭痛）とする。片頭痛と考えてよい頭痛の日数が8日以上あれば，慢性片頭痛と診断する。片頭痛日は，その日の頭痛が片頭痛の診断基準をみたす頭痛かどうか，あるいは，トリプタンやエルゴタミンなど，片頭痛に特異的な治療薬が奏効している頭痛かどうかで判断する。

　厳密に考えると，頭痛日数のうち，片頭痛日数以外が15日以上あれば，慢性緊張型頭痛の診断基準も満たすことになるが，慢性片頭痛がある場合は慢性緊張型頭痛の診断はつけない。このことはICHD-3βでは診断基準に明記されている。

　薬物乱用頭痛と慢性片頭痛は初診の段階では明確に区別できないことが多いので，両方の診断をつけておく。その後，経過を頭痛ダイアリー等で確認して確定する。

表1 慢性連日性頭痛（CDH）と国際頭痛分類病名の対応

Silberstein-CDH		ICHD-3β			
		薬物乱用なし	薬物乱用あり		
			離脱で改善	離脱後も頭痛は不変・増悪	離脱なし
1	変容（性）片頭痛 (transformed migraine: TM)	慢性片頭痛 CM	MOH	CM	MOHの疑い CMの疑い
2	慢性緊張型頭痛 (chronic tension-type headache: CTTH)	慢性緊張型頭痛 CTTH	MOH	CTTH	MOHの疑い CTTHの疑い
3	新規発症持続性連日性頭痛 (new daily persistent headache: NDPH)	NDPH	MOH	NDPH	—
4	持続性片側頭痛 (hemicrania continua: HC)	HC	—	—	—

（MOH: medication overuse headache，薬物乱用頭痛）

注：transformed migraineの訳語は変容性片頭痛，変容片頭痛の両方が使用されている。国際頭痛分類では採択されていない。

表2 1.3「慢性片頭痛」の診断基準（ICHD-3β）

A	緊張型頭痛様または片頭痛様の頭痛（あるいはその両方）が月に15日以上の頻度で3ヵ月を超えて起こり，BとCを満たす
B	1.1「前兆のない片頭痛」の診断基準B～Dを満たすか，1.2「前兆のある片頭痛」の診断基準BおよびCを満たす発作が，併せて5回以上あった患者に起こる
C	3ヵ月を超えて月に8日以上で以下のいずれかを満たす 　1）1.1「前兆のない片頭痛」の診断基準CとDを満たす 　2）1.2「前兆のある片頭痛」の診断基準BとCを満たす 　3）発症時には片頭痛であったと患者が考えており，トリプタンあるいは麦角誘導体で改善する
D	ほかに最適なICHD-3の診断がない

表3　2.3「慢性緊張型頭痛」の診断基準（ICHD-3β）

A	3ヵ月を超えて，平均して1ヵ月に15日以上（年間180日以上）の頻度で発現する頭痛で，B～Dを満たす
B	数時間～数日間，または絶え間なく持続するC．以下の4つの特徴のうち少なくとも2項目を満たす 　1）両側性 　2）性状は圧迫感または締めつけ感（非拍動性） 　3）強さは軽度～中等度 　4）歩行や階段の昇降のような日常的な動きにより増悪しない
D	以下の両方を満たす 　1）光過敏，音過敏，軽度の悪心はあってもいずれか1つのみ 　2）中程度・重度の悪心や嘔吐はどちらもない
E	ほかに最適なICHD-3の診断がない

表4　8.2「薬剤の使用過多による頭痛（薬物乱用頭痛，MOH）」の診断基準とサブフォーム（ICHD-3β：抜粋）

8.2「薬剤の使用過多による頭痛」	
A	以前から頭痛疾患をもつ患者において，頭痛は1ヵ月に15日以上存在する
B	1種類以上の急性期または対症的頭痛治療薬を3ヵ月を超えて定期的に乱用している
C	ほかに最適なICHD-3の診断がない
8.2.1「エルゴタミン乱用頭痛」	
A	頭痛は8.2「薬剤の使用過多による頭痛（薬物乱用頭痛）」の診断基準を満たす
B	3ヵ月を超えて，1ヵ月に10日以上，定期的にエルゴタミンを摂取している
8.2.2「トリプタン乱用頭痛」	
A	頭痛は8.2「薬剤の使用過多による頭痛（薬物乱用頭痛）」の診断基準を満たす
B	3ヵ月を超えて，1ヵ月に10日以上，定期的に1つ以上のトリプタン（注1）を摂取している（剤形は問わない）
8.2.3「単純鎮痛薬乱用頭痛」	
8.2.3.1「パラセタモール（アセトアミノフェン）乱用頭痛」	
A	頭痛は8.2「薬剤の使用過多による頭痛（薬物乱用頭痛）」の診断基準を満たす

B	3ヵ月を超えて，1ヵ月に15日以上定期的にパラセタモール（アセトアミノフェン）を摂取している
8.2.3.2	「アセチルサリチル酸乱用頭痛」
8.2.3.3	「その他の非ステロイド性抗炎症薬（NSAIDs）乱用頭痛」
8.2.4	「オピオイド乱用頭痛」
A	頭痛は8.2「薬剤の使用過多による頭痛（薬物乱用頭痛）」の診断基準を満たす
B	3ヵ月を超えて，1ヵ月に10日以上，定期的に1つ以上のオピオイド（注1）を摂取している
8.2.5	「複合鎮痛薬乱用頭痛」
A	頭痛は8.2「薬剤の使用過多による頭痛（薬物乱用頭痛）」の診断基準を満たす
B	3ヵ月を超えて，1ヵ月に10日以上定期的に1つ以上の複合鎮痛薬を摂取している
8.2.6	「単独では乱用に該当しない複数医薬品による薬物乱用頭痛」
8.2.7	「乱用内容不明な複数医薬品による薬物乱用頭痛」
8.2.8	「その他の治療薬による薬物乱用頭痛」

　筆者は可能性が高いと判断したほうを先に書く，あるいは可能性の少ない方をカッコ書きにして，「薬物乱用頭痛（慢性片頭痛）」といった記載をする場合もある。

　乱用している頭痛薬を中止して頭痛が軽減すれば薬物乱用頭痛の診断が確実になる。乱用薬物を中止しても頭痛が軽減しなければ，慢性片頭痛の診断が確定し，薬物乱用頭痛の診断は棄却される。

治療経過

　本例では薬物乱用頭痛の病態について説明し，市販の頭痛薬の中止を指示し，頭痛ダイアリーの記録を指導した（図1）。3週後再診。頭痛薬の使用を我慢すると数日後から頭痛がやや軽減していたが，2週ごろより頭痛が増強し，頭痛薬を再び服用するようになった。乱用薬物の中止の指導だけで，簡単に離脱できる患者も少なからず存在するが，なかなか離脱できず集学的な治療が必要なケースが多い。

　本例では，その後，バルプロ酸と少量の抗うつ薬を予防薬として投与するこ

図1 治療開始時の頭痛ダイアリー記録

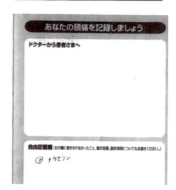

初診日（3月30日）から断薬した。1週間前の状態をレトロスペクティブに記載しており，この間は連日の頭痛と服薬の状況がわかる。
断薬数日後から頭痛の改善傾向がみられたが，2週後より頭痛が増強し服薬せざるをえなくなっている。

とで，頭痛薬の乱用から離脱ができ，頭痛日数が減少した．片頭痛発作にはトリプタンが有効であった．

　薬物乱用頭痛の治療の原則は，①原因薬物の中止，②薬物中止後に起こる頭痛への対処，③予防薬投与の3つである[2]．中止後の反跳頭痛には，これまで乱用歴のない急性期治療薬を選択する．本例はトリプタンの乱用はなかったので，トリプタンを選択した．予防薬は元来の頭痛，通常片頭痛の予防薬を選択する．薬物乱用頭痛に予防薬を使用して治療した場合，厳密には，慢性片頭痛との鑑別ができなくなる．頭痛の改善が乱用薬物の中止によるのか，予防薬により慢性片頭痛が軽減し，このため急性期治療薬が不要になったのか区別が困難だからである．しかし，ダイアリーや経過をみていると，薬剤中止による効果の貢献度を推定することができ，臨床的に判断が可能であることが多い．

文献

1. Silberstein SD, Lipton RB, Solomon S, et al. Classification of daily and near-daily headaches: proposed revisions to the IHS criteria. *Headache*. 1994;34: 1-7.
2. 慢性頭痛の診療ガイドライン作成委員会. VI-3. 薬物乱用頭痛薬物乱用頭痛の治療法と予後はどうか. In: 日本神経学会・日本頭痛学会編. 慢性頭痛の診療ガイドライン 2013, pp268-270. 医学書院, 2013.

頭痛の解剖学ミニマム

> 　頭痛（英語：headache, cephalalgia）とは頭部の一部あるいは全体の痛みの総称である。
> 　後頭部と首（後頸部）の境界，眼の奥の痛みも頭痛として扱う。
> 　頭痛は，脳硬膜，血管，頭蓋・頸部の筋，靭帯などの痛覚感受部位からの侵害刺激により発生する。これらの組織には主として三叉神経，上位頸髄後根神経が分布している。三叉神経や頸髄後根神経により侵害刺激が三叉神経節，後根神経節を経て脳幹に伝えられ，三叉神経脊髄路核を経て中枢性痛覚伝導路に投射され頭痛として認知される。舌咽神経，顔面神経（中間神経），迷走神経も一部の頭痛の病態に関与するとされている。

■ 痛覚の種類と頭痛

　頭痛に限らず，痛みは侵害受容性疼痛，神経障害性疼痛，心因性疼痛に分類される。

　健常な組織に侵害刺激（有害な刺激）が加わり生じる痛み，すなわち，侵害受容器を介した痛みが侵害受容性疼痛である。急性頭痛の多くはこのメカニズムによる痛みである。

　末梢神経あるいは中枢神経に機能異常があり，侵害受容器が侵害刺激を受けていないにもかかわらず，末梢神経や痛覚伝導路の興奮が引き金となって生じる痛みが神経障害性疼痛である。慢性化した一次性頭痛，二次性頭痛の一部は神経障害性疼痛が関与していると考えられる。

　心因性疼痛は，身体，神経組織の異常によらず心理的な要因に由来する痛みである。ただし，脳画像検査等で異常がないものすべてが心因性疼痛ということではないことには注意を要する。最近は心因性疼痛，機能性疼痛症候群，中枢機能障害性疼痛を包括して非器質性疼痛と記載されることもある。

侵害受容器と侵害刺激

痛みは有髄線維の中で最も細いAδ線維と無髄C線維の末梢終末部が自由終末の侵害受容器となっている。Aδ線維の末梢終末は高閾値機械受容体と考えられていたが，最近の知見では，強い機会刺激と熱痛刺激に反応するタイプⅠ受容器と熱痛刺激に反応するタイプⅡ受容器であると理解されている。無髄C線維の終末部はポリモーダル受容器で，侵害性機械刺激，侵害性熱刺激，侵害性化学刺激など多くの種類の刺激に反応する未分化な感覚受容器である[1]。Aδ線維は初期の鋭い痛みを伝達し，無髄C線維は，拍動性あるいは焼けるようなゆっくり増強する痛みを伝達する。

痛覚感受部位と頭痛発生メカニズム

頭蓋外の皮膚，筋肉，血管には痛覚受容器が分布している。皮膚の刺激は限局した痛みとして感じられ，血管の刺激はより広汎な部位に痛みを感じる。頭蓋の骨組織は痛みを感じない。骨膜は部位により痛覚感受性が異なり，眼瞼上部は痛覚に過敏であるが，側頭，後頭の骨膜は痛覚を感受しない[2]。

脳実質には痛覚受容器が無い。静脈洞や脳硬膜に分布する動脈，脳底部の動脈は痛覚感受部位である。頭蓋内組織に対する刺激は，その部位の痛みとしてではなく，関連痛として頭蓋外の痛みと認知される。

髄膜は内側から外に向け軟膜，クモ膜，硬膜の3層よりなり，硬膜は骨周囲層と内層よりなる。硬膜は同側の三叉神経の支配をうけている。中頭蓋窩，中硬膜動脈の硬膜は主として三叉神経第2枝，3枝の支配を受け，小脳テント，頭頂から後頭の硬膜，大胃体後頭蓋窩を支配する感覚神経の詳細は不明であるが一部は上位頸髄神経より舌下神経管を経由する線維の分布が報告されている。

硬膜の動脈，中膜幕動脈の分枝は疼痛感受性があるが，大脳半球および小脳半球硬膜，中頭蓋窩は，静脈洞や硬膜血管周辺を除き痛覚感受性をもたないとされている[2, 3]。大脳鎌も上矢状静脈洞の辺縁以外は痛覚を欠く。一方，前頭蓋窩，後頭蓋窩を覆う硬膜は痛覚感受性を有し，各々，同側の目を含む前額部，正中付近の後頭部に放散する（表1）。

上矢状静脈洞は前方は篩骨神経，後方は三叉神経第1枝のテント枝に支配さ

表1　脳内構造物からの関連痛の領域（文献2より改変）

目，眼窩，前頭部
前頭蓋窩硬膜，前中硬膜動脈，テント神経により支配されるもの（テント上表層，横静脈洞，直静脈洞，上矢状静脈洞の後半部），Sylvius静脈，頭蓋内の内頚動脈，Willis動脈輪とその分枝，眼神経

側頭と頭頂域
中硬膜動脈，下大脳静脈，上矢状静脈洞前半部

後頭領域
耳介の後部または内部
　静脈洞交会，直静脈洞，横静脈洞，S状静脈洞，脳底動脈の分枝
後頭部正中付近
　後頭蓋窩の硬膜，後硬膜動脈，後下小脳動脈，椎骨動脈，脳底動脈

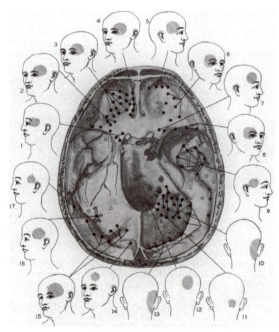

図1　頭蓋底硬膜を刺激した際の頭痛の発現部位（文献3より）
○：刺激しても頭痛が発生しない部位
●：刺激で頭痛が発生する。頭痛の部位を図示した
Reproduced with permission from [JAMA Surgery. 1940. 41(4):813-856]. Copyright©(1940) American Medical Association. All rights reserved.

れる[4]。下矢状静脈洞，横静脈洞，直静脈洞，上錐体静脈洞，Galen 大静脈もテント枝支配とされている。上錐体静脈洞は一部三叉神経第 3 枝の支配もうけている。

海綿静脈洞の同側の眼神経領域と上顎神経領域の疼痛を惹起する。

頭蓋底硬膜の刺激により頭痛の発生の有無と部位を示した Ray & Wolff の古典的な研究[3]結果を図1に示した。

頭痛の発生メカニズムは，1）痛覚感受部位の炎症，2）痛覚感受部位（静脈洞，動脈など）の圧迫，牽引，3）脳動脈の伸展，拡張，炎症，4）頭部，頸部の筋の持続的収縮，5）脳神経，上部頸髄神経の圧迫などが挙げられる[3]。

中枢神経内の痛覚伝達

三叉神経が支配する痛覚感受部位からの一次感覚神経は橋の三叉神経主知覚核と三叉神経脊髄路核からなる三叉神経複合体（trigeminal brainstem nuclear complex: TBNC）に情報を伝達する。非侵害受容性の大径求心線維は主知覚核に入力し，侵害受容に関連する線維は三叉神経脊髄路核に入力する。三叉神経脊髄路核のうち，尾側亜核は侵害刺激と温度刺激の受容に関与し，頭痛の発生に深く関与している。

TBNC からの神経線維は視床に痛覚を伝達する他，視床下部，中脳や橋の結合傍腕核，同側小脳，孤束核，脳幹網様体などに侵害刺激の情報を伝達している。

図2に三叉神経侵害受容器上行性経路を示した。

頭痛を含む痛覚の需要を修飾する経路が見出されている。下降性疼痛抑制系にはセロトニンを介する系とノルアドレナリンを介する系がある（図3）。視床下部（弓状核：ARC）や扁桃体中心核（CeA）から中脳水道周囲灰白質（PAG）に入力し，吻側延髄腹内側部（RVM/大縫線核）を介して三叉神経脊髄路核尾側亜核に投射する（セロトニン系）[2]。ノルアドレナリンを介する系は青斑核（LC）を介し脊髄後索に線維と投射している[1]。慢性片頭痛では PAG に異常があり，下降性疼痛抑制系の障害が頭痛発生に関与しているとされている[5]。

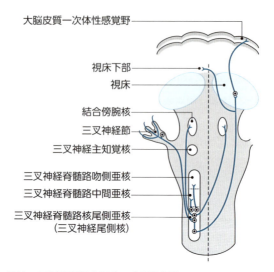

図2　三叉神経侵害受容の上行性経路

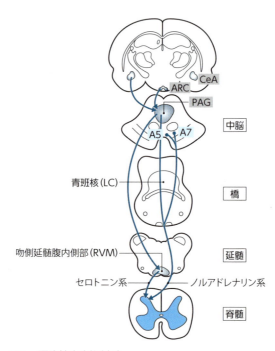

図3　下降性疼痛抑制系

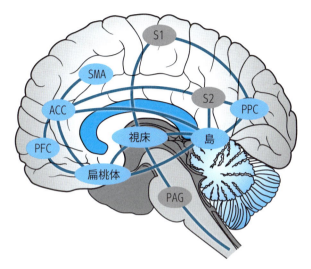

図4 Pain-matrix: 侵害受容入力の伝達に関与する中枢神経ネットワーク（文献6より）
侵害受容入力の伝達に関与する中枢神経ネットワーク，いわゆる pain matrix は，視床（thalamus），扁桃体（amygdale），島皮質（insula cortex），補足運動野（SMA, supplementary motor area），後部頭頂葉（PPC, posterior parietal cortex），前頭前野（PFC, prefrontal cortex），帯状回皮質，中脳水道周囲灰白質（PAG, periaqueductal gray），基底核と小脳皮質（図示せず），一次感覚皮質（S1, primary sensory cortex），二次感覚皮質（S2, secondary sensory cortex）によって構成されている。これらの構造の形態学的異常や機能的異常は痛覚受容の変化をきたし，頭痛を含む疼痛性疾患の病態と関与している可能性がある。

図4に侵害受容入力の伝達に関与する中枢神経ネットワーク，いわゆる pain-matirx[6]を示した。頭痛の発現，慢性化には pain-matirx における機能変化が想定されており，脳機能画像の手法をもちいて精力的な研究がなされている。薬物乱用頭痛では前頭前野（PFC）や辺縁系の異常が関与していると考えられている[7]。

文献

1. 小山なつ．2-2 侵害受容情報の伝達機構．痛みと鎮痛の基礎知識．pp71-112. 技術評論社，2016.
2. 清水利彦．頭痛に関係する解剖学．In: 鈴木則宏，編．頭痛診療ハンドブック．pp7-17. 中外医学社，2009.
3. Ray BS, Wolff HG. Experimental studies on headache: Pain-sensitive structures of the head and their significance in headache. *Archives of Surgery*.

1940;41(4):813-856.
4. Penfield W, Mc NF. Dural headache and innervation of the dura mater. *Arch NeurPsych*. 1940;44(1):43-75.
5. Welch KM, Nagesh V, Aurora SK, et al. Periaqueductal gray matter dysfunction in migraine: cause or the burden of illness? *Headache*. 2001;41(7):629-637.
6. May A. New insights into headache: an update on functional and structural imaging findings. Nat Rev Neurol. 2009; 5 (4):199-209.
7. Calabresi P, Cupini LM. Medication-overuse headache: similarities with drug addiction. *Trends Pharmacol Sci*. 2005;26(2):62-68.

コラム

片頭痛とスティグマ（stigma）

　2017年9月にバンクーバーで国際頭痛学会が開催され，その前日にGlobal Patient Advocacy Summit（GPAS）が企画された．

　世界各国の頭痛医療の関係者，各国の頭痛学会や頭痛協会，患者会の主要メンバーが集った．頭痛に関するスティグマ（stigma）をどのように克服するかということが繰り返し議論されていた．スティグマという言葉はあまり馴染みがないかもしれない．最近，頭痛診療の向上をめざす議論のなかでよく聞くようになった．辞書には，汚名や恥辱の印，汚点，奴隷や犯罪者の烙印，聖痕（キリストが磔になった際の傷）などの意味が掲載されている．頭痛に罹患していることで，社会的になんらかの差別をうけたり，軽んじられたり，あるいは患者さんご本人がそのことを引け目に感じている，隠したいと思うといったことを包括している言葉のようである．

　世界保健機関（WHO）の報告では，緊張型頭痛，片頭痛は地球上で第2，第3番目に頻度の高い疾病で，すべての神経疾患によるburden（重荷）のうち片頭痛は全般的burdenの30％，生活の支障によるburdenの50％以上に関与していると記載され，全世界の片頭痛による疾病関連burdenは全疾患中第7位，女性では第4位にランクされている．つまり，片頭痛をはじめとする，一次性頭痛は人類にとって負担が大きい疾患で対策が必要であるとWHOは認識している．それにもかかわらず，対策は不十分で多くの患者さんが苦しんでいる現状がある．さらに不幸なことに，多くの頭痛患者が適切な頭痛診断をうけておらず，その結果として最適な頭痛治療にアクセスできていないという状況がある．片頭痛のスティグマをいかに克服し，払拭するかが今後の重要な課題のひとつである．わが国では，日本頭痛協会が中心になって「頭痛医療推進患者・医師の会（仮称）-JPAC（Japanese Patient Advocacy Coalition）」の活動が進められている．

国際頭痛分類：改訂の経緯と第3版 beta 版

2013年に公開された，国際頭痛分類第3版 beta 版（ICHD-3β）には，約300種類の頭痛が掲載されており，各々に診断基準とその解説が記述されている。ICHD-3βを読み込めば，よく遭遇する頭痛から稀な頭痛まで，様々な頭痛性疾患について詳細に知ることができる。本章では，国際頭痛分類の改訂の経緯とその概要を解説する。

頭痛に限らず，疾病の病態を解明し，治療法を研究するためには，その疾病を分類する必要がある。頭痛を発生メカニズムから系統的に分類した最初の試みは1962年に米国衛生研究所（National Institute of Neurological Diseases and Blindness：NINDB）の頭痛分類特別委員会（Ad hoc committee on classification of headache）によるものである。1988年に国際頭痛分類[1]が刊行されるまで，この分類が最も広く使用されていた。国際頭痛分類では診断基準が記載されたことにより，頭痛診断が国際的に標準化され，科学的な研究成果，治療経験を各国の研究者が共有し比較検討することが可能になり，トリプタンをはじめ頭痛治療薬の開発や頭痛研究にも大きく貢献した。1988年版（初版）の全文翻訳はなされていないが，頭痛研究会により頭痛病名の日本語訳が作成された。この訳語がその後のわが国の頭痛病名，用語の礎となっている。

■ 国際頭痛分類第2版（ICHD-2）

2003年の国際頭痛学会（Roma）で第2版の概要と草案が発表され，2004年には学会誌 Cephalalgia に全文が International Classification of Headache Disorders 2nd Edition（ICHD-Ⅱ）として掲載された[2]。

頭痛は大きく，「第1部：一次性頭痛」，「第2部：二次性頭痛」，「第3部：頭部神経痛，中枢性・一次性顔面痛およびその他の頭痛」に分けられ，13の頭痛グループとその他の頭痛等が規定された。一次性頭痛とは，他に原因となる疾患がなく頭痛そのものが問題である頭痛性疾患の総称で，片頭痛，緊張型頭痛，群発頭痛が代表的である。初版からの大きな変更点としては，片頭痛の項で慢性片頭痛が定義され掲載されたことがあげられる。また，群発頭痛の章は

「群発頭痛およびその他の三叉神経自律神経性頭痛」と改められた。群発頭痛および群発頭痛類縁頭痛の研究成果から，これらの疾患に三叉神経系および副交感神経の異常が関与していることが明らかになり命名された。二次性頭痛は頭蓋内疾患や全身疾患など，様々な疾患に伴う頭痛が掲載されている。

二次性頭痛のひとつとして，第12章に「精神疾患による頭痛」が設けられたのも大きな変更のひとつであった。

日本語版は，頭痛学会誌の付録として2004年に刊行された。日本頭痛学会により初めて正式に国際頭痛分類の翻訳が行われたものであり，わが国の頭痛学を大きく進展させた。片頭痛の診断基準の認知度も高まり，わが国における経口トリプタンの承認ともあいまって普及が進んだ。2006年には新訂増補日本語版[3]が刊行されている。

国際頭痛分類第3版

2013年には，第3版 beta 版（ICHD-3 β）[4]が公開された（図1）。大項目を表1に示した。ICHD-3 は WHO の国際疾病分類第11版（ICD-11）と整合する形で開発が進められてきた。ICD-11がフィールドテスト中であるた

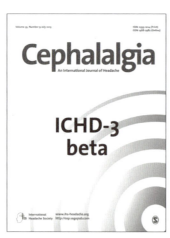 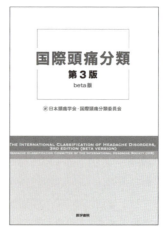

図1　国際頭痛分類第3版 beta 版
左： 英語版（Cephalalgia 2013）
右： 日本語版（2014）

表1　頭痛の分類（ICHD-3β）

第1部：一次性頭痛
1．片頭痛
2．緊張型頭痛
3．三叉神経・自律神経性頭痛（TACs）
4．その他の一次性頭痛疾患
第2部：二次性頭痛
5．頭頸部外傷・傷害による頭痛
6．頭頸部血管障害による頭痛
7．非血管性頭蓋内疾患による頭痛
8．物質またはその離脱による頭痛
9．感染症による頭痛
10．ホメオスターシス障害による頭痛
11．頭蓋骨，頸，眼，耳，鼻，副鼻腔，歯，口あるいはその他の顔面・頸部の構成組織の障害による頭痛あるいは顔面痛
12．精神疾患による頭痛
第3部：有痛性脳神経ニューロパチー，他の顔面痛およびその他の頭痛
13．有痛性脳神経ニューロパチーおよび他の顔面痛
14．その他の頭痛性疾患

め，ICHD-3はβ版として暫定的に公開されたものである。

　ICD-11が正式に公開された後に，"β"が取れて正式版ICHD-3が公開予定とされているが，大きな変更はないものと見込まれている。2014年には，日本頭痛学会の国際頭痛分類委員会により翻訳され，日本語版が刊行された[5]。ICHD-2およびICHD-3βの全文（英語版）は国際頭痛学会のWebサイトで，日本語版は日本頭痛学会のWebサイトで閲覧可能である。

■ ICHD-3βの使い方

　ICHD-3βには300種類以上の頭痛性疾患が掲載されているが，これらのすべてを暗記することを前提とはしていない[5]。診療に際し，必要に応じてその都度，調べるように作成されている。

診断のレベル（階層）： 分類は階層的に構成されており，診断に際し，1～5桁のレベルから使用する階層レベルを決めることができる。診断に際しては，最初に，患者がおおよそどのグループにあてはまるかを決める。例えば，1.「片頭痛」か2.「緊張型頭痛」か，3.「三叉神経・自律神経性頭痛」なのかなどを判定する。次いで詳細な診断をするための情報を得る。一般診療では，通常，1桁，2桁レベルの診断が用いられ，頭痛専門医の診療や頭痛センターでは，4桁，5桁レベルまで診断することがふさわしいとされている。

複数の頭痛診断： 通常は，患者の現在，あるいは1年以内の頭痛の表現型によって診断を行う。患者のすべての頭痛をそれぞれ診断しコード化する。研究目的，特に遺伝子研究では生涯にわたるすべての頭痛の診断がなされる。患者に複数の頭痛診断名をつけた場合には，その患者にとって重要な順に記載する。重要度が同じ診断名は通常，コード順に記載する。鑑別診断のためには，長年にわたる頭痛の病歴，発症様式，家族歴，治療薬の効果，月経との関係，年齢，性別など，詳細な問診，情報収集が必要である。

発作回数，頻度，重症度： 特定の頭痛診断を受けるには，多くの場合，患者はその頭痛の必要最低限の発作回数（あるいは日数）を経験しなければならない。この回数や日数は，頭痛のタイプ，サブタイプ，サブフォームの診断基準ごとに規定されている。一次性頭痛の発作頻度は，1～2年に一回のものから連日性のものまで様々である。発作の重症度も様々である。ICHD-3βでは，一般的に頻度や重症度をコード化に反映していないが，フリーテキストで記載しておくことが推奨されている。

■ 一次性頭痛

一次性頭痛には，片頭痛，緊張型頭痛，三叉神経・自律神経性頭痛，その他の一次性頭痛が掲載されている。片頭痛は1.2「前兆のある片頭痛」と1.1「前兆のない片頭痛」が主要なものである。前兆のない片頭痛の診断基準は初版から大きな変更はなされていない。片頭痛の診断のポイントは反復性（エピソーディック）頭痛であること，日常生活に支障があること，悪心や嘔吐など

消化管自律神経症状が随伴すること，及び光過敏，音過敏，臭過敏といった外的刺激に対する過敏性が特徴である。片側性であること，拍動性頭痛であることは，片頭痛の大きな特徴ではあるが，両側性，非拍動性の片頭痛も多数存在するので注意が必要である。

　前兆のある片頭痛の診断基準も大きな変更はないが，いくつかの修正がなされている。

　脳底型片頭痛が，脳幹性前兆を伴う片頭痛に名称変更された。また，網膜片頭痛が前兆のある片頭痛のサブタイプに加えられている。

　緊張型頭痛の診断基準は大きな変更はなされなかった。

　ICHD-2で第3番目の頭痛グループは「群発頭痛およびその他の三叉神経・自律神経性頭痛」とされたが，ICHD-3βでは，「三叉神経自律神経性頭痛」と単純化された。第3章では，3.3.2「頭部自律神経症状を伴う短時間持続性片側神経痛様頭痛発作（Short-lasting unilateral neuralgiform headache attacks with cranial autonomic symptoms：SUNA）」が付録から本則に移された。また，ICHD-2でその他の一次性頭痛に分類されていた3.4「持続性片側頭痛（hemicrania continua: HC）がTACに入っている。SUNAもHCも診断基準自体は大きな変更はないが，持続時間の規定等の条件が緩和された。

■ その他の一次性頭痛（表2）

　ICHD-2では，第3部に掲載されていた4.6.1「頭蓋外からの圧迫による頭痛」（いわゆるヘッドバンド頭痛やゴーグル頭痛），4.5「寒冷刺激による頭痛」（いわゆるアイスクリーム頭痛も含む）および，付録に記載されていた4.8「貨幣状頭痛」がその他の一次性頭痛に組み込まれた。4.10「新規発症持続性連日性頭痛（NDPH）」はICHD-2ではその特徴として緊張型頭痛様であることが記述されていたが，この条件が削除され，片頭痛様の特徴を有するNDPHも診断できるようになっている。

表2 4．その他の一次性頭痛疾患のサブタイプ，サブフォーム（ICHD-3β）

4.1	一次性咳嗽性頭痛
4.2	一次性運動時頭痛
4.3	性行為に伴う一次性頭痛
4.4	一次性雷鳴頭痛
4.5	寒冷刺激による頭痛
4.5.1	外的寒冷刺激による頭痛
4.5.2	冷たいものの摂取または冷気吸息による頭痛
4.6	頭蓋外からの圧力による頭痛
4.6.1	頭蓋外からの圧迫による頭痛
4.6.2	頭蓋外からの牽引による頭痛
4.7	一次性穿刺様頭痛
4.8	貨幣状頭痛
4.9	睡眠時頭痛
4.10	新規発症持続性連日性頭痛（NDPH）

表3 二次性頭痛の一般診断基準（ICHD-3β）

A	頭痛は，Cを満たす
B	頭痛を引きおこしうることが科学的に実証されている他疾患の診断がなされている
C	原因となる証拠として，以下のうち少なくとも2項目が示されている 1．頭痛が，原因と推測される疾患と時期的に一致して発現している 2．以下のいずれか，もしくは両方 　a）頭痛は原因と推測される疾患が悪化するのと並行して有意に悪化している 　b）頭痛は原因と推測される疾患が軽快するのと並行して有意に改善している 3．頭痛は原因疾患の典型的な特徴を有している 4．原因となる他の証拠が存在する
D	ほかに最適なICHD-3の診断がない

■二次性頭痛

　二次性頭痛の各章には，よく知られている原因が列挙され，診断基準が記載

されている。

　第2部の冒頭に二次性頭痛の一般診断基準が掲載されている（表3）。これは二次性頭痛の診断原則を示したものである。

　ICHD-2では、二次性頭痛の一般診断基準のD項に「頭痛は原因疾患の治療成功または自然寛解後、3ヵ月以内に（これより短期間になる疾患もある）大幅に軽減または消失する」ことが挙げられていた。この、原因除去による頭痛の消失または改善の要件は、すべての二次性頭痛の診断基準の原則とされていたが、原因と考えられる状態、疾病が必ずしも治療可能とは限らないため、頭痛診断が確定できないケースもあった。さらに、原疾患の治療前には頭痛診断が確定できないという問題があった。ICHD-3βではこの問題を解決するために、診断に際し、原因疾患が緩解または大幅に改善するという要件を不要とした。ポイントは、頭痛と原疾患の因果関係のエビデンスを明示するための4つの基準、すなわち①発症の時間的経過の関係、②悪化または改善の時間的一致、③典型的な特徴、④他のエビデンス、を挙げたことである。

　これにより、ICHD-3βでは、二次性頭痛も、発症時または基礎疾患が確認された後、すぐに適用できるようになり、必ずしも原因疾患が改善しなくとも診断ができるようになった。

　各々の二次性頭痛については、別項で解説する。

文献

1. Headache Classification Committee of the International Headache Society. Classification and diagnostic criteria for headache disorders, cranial neuralgias and facial pain. *Cephalalgia*. 8 Suppl 7：1-96, 1988.
2. Headache Classification Subcommittee of the International Headache Society. The International Classification Of Headache Disorders; 2nd Edition. *Cephalalgia*. 24（suppl 1）：1-160, 2004.
3. 日本頭痛学会・国際頭痛分類普及委員会訳．国際頭痛分類第2版　新訂増補日本語版　東京：医学書院；2007．
4. Society HCCotIH. The International Classification of Headache Disorders, 3rd edition (beta version). *Cephalalgia*. 33:629-808, 2013.
5. 日本頭痛学会・国際頭痛分類委員会訳．国際頭痛分類第3版beta版．東京：医学書院；2014．

II 頭痛の基礎知識　1．総論

慢性頭痛の診療ガイドライン

　近年，様々な疾病の診療ガイドラインが作成されているが，わが国の頭痛のガイドラインの作成はかなり早く，2002年に日本神経学会ガイドライン委員会，頭痛小委員会（委員長　坂井文彦）が作成した慢性頭痛治療ガイドライン[1]に始まる。片頭痛，緊張型頭痛，群発頭痛の治療について，国内外のエビデンスにもとづき作成された。その後，2005年には，厚生労働科学研究費補助金・こころの健康科学研究事業（主任研究者　坂井文彦）により，慢性頭痛診療ガイドラインが作成され，これをベースに，2006年，慢性頭痛の診療ガイドライン（日本頭痛学会編）が刊行された[2]。2011年に，日本頭痛学会と日本神経学会を中心に，慢性頭痛の診療ガイドライン作成委員会（委員長　荒木信夫，副委員長　竹島多賀夫）が組織され，日本脳神経外科学会，日本神経治療学会の協力をえて，「慢性頭痛の診療ガイドライン2013」[3]が発刊された（図1）。「慢性頭痛の診療ガイドライン」は表1のような章立てで作成されており，頭痛診療に関連した内外のエビデンスが網羅されている。

　「慢性頭痛の診療ガイドライン2013」は，国際頭痛分類第2版に準拠して作成されており，発刊直後に国際頭痛分類第3版β版がリリースされた。2015年に公開されたガイドラインの英語版[4]は国際頭痛分類第3版β版に準拠してupdateされている。

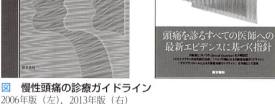

図　慢性頭痛の診療ガイドライン
2006年版（左），2013年版（右）

表1 慢性頭痛の診療ガイドライン項目[2, 3]

I	頭痛一般
II	片頭痛
1	診断・疫学・病態・誘発因子・疾患予後
2	急性期治療
3	予防療法
III	緊張型頭痛
IV	群発頭痛
V	その他の一次性頭痛
VI	薬物乱用頭痛
VII	小児の頭痛
VIII	遺伝子

ガイドラインの活用法

　ガイドラインは日常の頭痛診療を規制するものではない。ガイドラインは現在の知識に基づいた標準的な診療のための情報であり，個々のケースの頭痛診療は患者の特性と担当医の経験や判断にもとづいてなされる必要がある。

　ガイドラインの情報をふまえて，標準的な診療を行うことが，多くの患者にメリットをもたらすことを目標としてガイドラインは作成されている。たとえば，反復性片頭痛の患者で時に寝込むような発作があれば，ガイドラインの片頭痛急性期治療の項[5]を参照して治療の選択をする。頭痛の頻度や重症度を，問診および頭痛ダイアリーにより確認し，予防療法の必要性を判断する[6]。患者の健康状態やニーズを考慮してエビデンスのある予防薬のいずれかを小量から開始してみる[7, 8]。

　ガイドラインの記述では対応できない病態や患者については，学術集会，医学文献などの新知見と経験に基づいてベストプラクティスが提供されなければならない。

　わが国の慢性頭痛のガイドラインは，きわめて丁寧に作成されている。頭痛診療の経験が浅い研修医や医師が使用してもわかりやすいように工夫されており，同時に経験が豊富な医師が便覧として使用することもできる。頭痛医療に関する臨床的な疑問の多くがカバーされており，現時点でのエビデンスとエキ

スパートのコンセンサスについて把握することができる。ガイドラインを隅から隅まで暗記している必要はない。日常診療で必要に応じ，参照すればよい。頭痛専門医を目指す医師は通読すれば，これまで知らなかったこと，気づかなかったことが各所に記載されていることを発見するであろう。

しかしながら，ガイドラインを習熟すれば，すべての頭痛患者を正しく診断し，うまく治療できるということにはならない。筆者の印象では，ガイドラインの主要ポイントを理解すれば，約半数の頭痛患者を高いクオリティーで適切に診療でき，ガイドラインを隅々まで熟知していれば8割以上の患者に対応可能である。逆にいえば，2割程度の患者には対応に苦慮するかもしれない。これはガイドラインの限界というより，現在の頭痛医療の限界といえる。

繰り返しになるが，ガイドラインは診療を規制するものではない。あくまで現在の標準的な頭痛診療の目安である。Guidelineの日本語訳として「心得」が適切であるとの指摘があり首肯できる。また，ガイドラインは未来永劫不変のものではなく，新たな研究成果，エビデンスに基づいて改訂されてゆくものである。したがってガイドラインでは解決できない問題を精査し，科学的な方法であらたなチャレンジがなされることにより，頭痛医学が進展し，ガイドラインも改訂されてゆくのである。

わが国では，頭痛診療が長らく顧みられず，トリプタンの認可は欧米より10年遅れた。また，海外で高いエビデンスがある片頭痛予防薬は，ほとんど保険適用がなかった。2002年以降わが国で作成されたガイドラインにより，頭痛医

表2 わが国の頭痛ガイドラインがもたらしたもの

1	頭痛医療の普及
2	頭痛外来，頭痛専門医制度
3	片頭痛特異的急性期治療薬，トリプタンの普及
4	片頭痛予防療法の認知の拡がり
5	良質なエビデンスのある予防薬（推奨レベルA）の認知 A）バルプロ酸，プロプラノロール，アミトリプチリン B）ロメリジン，ベラパミル（群発頭痛，片頭痛）
6	予防療法の保険適用の拡大（公知申請，55年通知） A）バルプロ酸，プロプラノロール B）ベラパミル，アミトリプチン，プレドニゾロン C）ジクロフェナック，インドメタシン，カルバマゼピン

療や頭痛に使用する薬剤に関する認知度が向上してきたといえる。ガイドラインによりわが国の頭痛診療の環境が整い，環境が改善したことにより情報が集積しガイドラインが書きかえられてきたといえる。私見であるが，わが国の頭痛ガイドラインがもたらしたものを表2にまとめた[9]。

文献

1. 坂井文彦，荒木信夫，五十嵐久佳，他．日本神経学会治療ガイドライン　慢性頭痛治療ガイドライン2002．臨床神経学．2002；42（4）：330-362．
2. 日本頭痛学会編．慢性頭痛の診療ガイドライン．東京：医学書院；2006．
3. 慢性頭痛の診療ガイドライン作成委員会．慢性頭痛の診療ガイドライン 2013．日本神経学会・日本頭痛学会編．東京：医学書院；2013．
4. Clinical Practice Guideline for Chronic Headache 2013. Available from: http://www.neurology-jp.org/guidelinem/ch/index.html.
5. 慢性頭痛の診療ガイドライン作成委員会．II片頭痛　2-2　片頭痛の急性期治療には，どのような方法があり，どのように使用するか．In：日本神経学会・日本頭痛学会編．慢性頭痛の診療ガイドライン 2013．東京：医学書院；2013．pp114-117．
6. 慢性頭痛の診療ガイドライン作成委員会．II-3-1　どのような患者に予防療法が必要か．In：日本神経学会・日本頭痛学会編．慢性頭痛の診療ガイドライン 2013．東京：医学書院；2013．pp145-147．
7. 慢性頭痛の診療ガイドライン作成委員会．II-3-2　予防療法にはどのような薬剤があるか．In：日本神経学会・日本頭痛学会編．慢性頭痛の診療ガイドライン 2013．東京：医学書院；2013．pp148-150．
8. 慢性頭痛の診療ガイドライン作成委員会．II-3-3　複数の予防療法をどのように使い分けるか．In：日本神経学会・日本頭痛学会編．慢性頭痛の診療ガイドライン 2013．東京：医学書院；2013．p.151-153．
9. 竹島多賀夫，荒木信夫．慢性頭痛の診療ガイドライン改訂の概要．日本頭痛学会誌．2013；40：1-3．

頭痛ダイアリー

> 頭痛ダイアリーは頭痛診療の一次資料といえる。頭痛の頻度，程度，持続時間，随伴症状，予兆や前兆，誘因，生活の支障度，服薬時期，治療薬の効果などがわかるものがよい。効率よく頭痛の経過を確認することができ，診断や治療効果の判定に役立つ[1]。
>
> 糖尿病の治療には定期的に血糖値を記録して判断するし，高血圧の治療には血圧測定が不可欠である。同様に頭痛の治療には，なんらかの頭痛の記録が不可欠である。患者にとっては自分自身の頭痛を認識し，誘因や増悪因子，生活様式と頭痛の関連に気づく契機になる。頭痛ダイアリーは医師―患者関係を構築し維持するためのコミュニケーションツールでもある。

紙の頭痛ダイアリー

頭痛ダイアリーは様々なものが考案されている。筆者は日本頭痛学会が開発したダイアリー（頭痛学会 Web サイトからダウンロード可能）[2] を使用している。比較的簡便で 4 週分を一覧できる。

図 1 はこのダイアリーを用いた，前兆のない片頭痛の症例の治療中のある月の記録である。1 日が 1 行になっており，午前，午後，夜の頭痛の有無と程度を記録するようになっている。軽度の頭痛は＋，中等度＋＋，重度＋＋＋である。図 1 左側の 15 日の頭痛は朝から始まり，午後は重度，夜は中等度であった。午前にロキソプロフェンを内服したがひどくなったので午後にロキソニンとレルパックスを服用したがあまり改善せず夜に再度服用している。急性期治療薬の効果は薬の記号に有効○，無効×をつけて表記する。△は効果不十分の場合である。日常生活の支障度についても記載する。

11 日，12 日，18 日の頭痛は軽度のうちに服薬してよく効いている様子が読み取れる。日々のメモ，右側の自由記載に，患者の気付いたこと，疑問などを書き込んでもらうことで，コミュニケーションや指導の端緒となる情報が得られる。ドクターからの欄には，「服薬は頭痛が始まったらすぐに」「あまり無理は

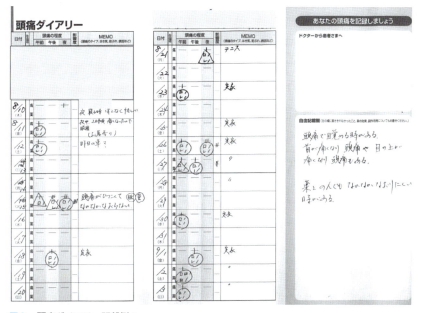

図1 頭痛ダイアリー記載例1
症例：56歳女性，前兆のない片頭痛（高頻度反復性）。
ロ：ロキソプロフェン
レ：レルパックス

しないように」「睡眠不足に注意」といった指導，コメントを必要時，記載できるようになっている。

このケースは週に2〜4回，片頭痛発作があり，急性期治療薬が概ね効いている。ロメリジンを予防薬として服用している。

図2は67歳，女性の初診から7週間分のダイアリーである。市販の複合鎮痛薬を連用していた。初診日（6/10）に慢性片頭痛，複合鎮薬乱用頭痛の診断とし，複合鎮痛薬の使用を禁止し，急性期治療薬はアセトアミノフェン1000mg（カロナール）の服用とした。受診前は頭痛のない時はほとんどなかったとのことであった。多少頭痛のない時間帯がみられ，重度の頭痛が経過とともにやや少なくなってきている傾向がうかがえるが，朝に頭痛が強いパターンであり，薬物乱用頭痛の特徴に合致している。4週後より，予防薬を開始した。全般に頭痛の改善傾向がみられるが，ほぼ連日性頭痛のパターンが続いていることがわかる。

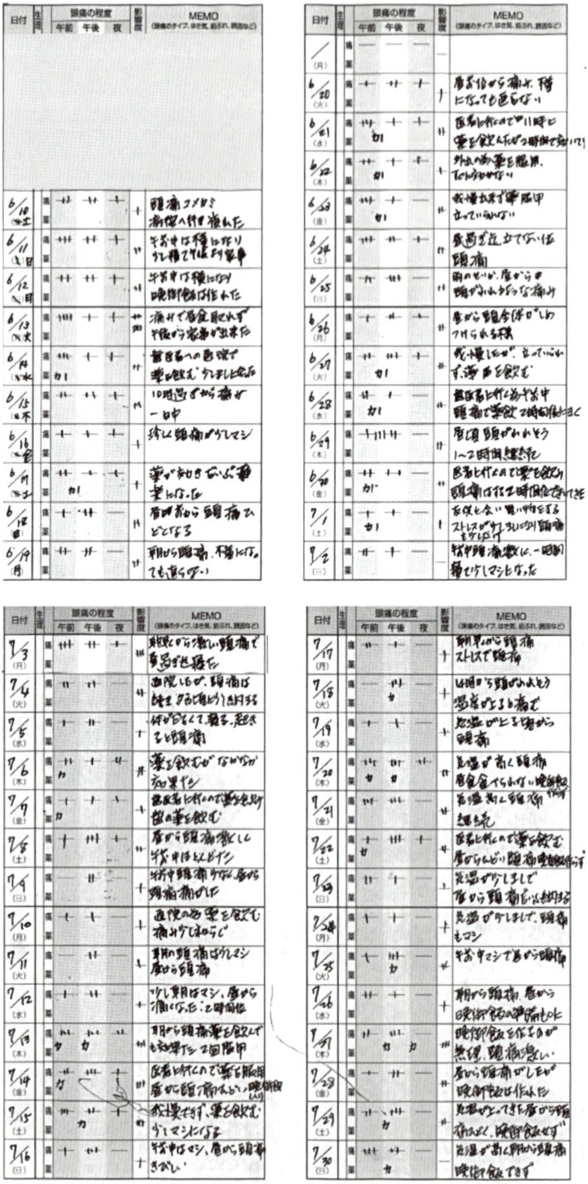

図 2　頭痛ダイアリー記載例 2

症例：67歳女性，慢性片頭痛，薬剤の使用過多による頭痛（薬物乱用頭痛）。
カ：カロナール

頭痛ダイアリー 73

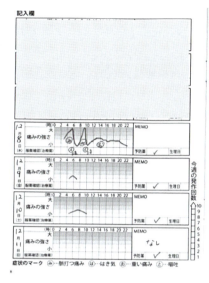

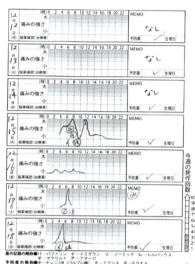

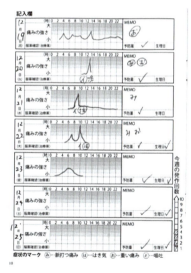

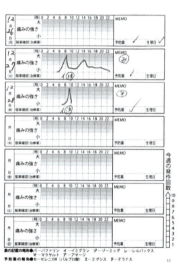

図3　頭痛ダイアリー記載例3
症例：30歳女性，反復性群発頭痛。
イ：イミグランキット

図3は群発頭痛のケースである。来院日から，プレドニゾロンとベラパミルを開始した。プレドニゾロンは1週間でtaperingした。プレドニゾロン開始翌日から頭痛が抑制されているが，taperingに伴い再燃しているが，イミグランキットが有効であった。このダイアリーは横軸が24時間で，縦軸に頭痛強度を取る形で作成されている。群発頭痛を含む三叉神経自律神経性頭痛を疑う例や複数の頭痛が混在しているケースはこのダイアリーを使用している。

■ 電子頭痛ダイアリー

スマートフォンを用いた電子頭痛ダイアリーも多くのアプリが開発されている。患者の臨床試験の共同研究で使用した経験から，筆者は頭痛Click[3]を使用している。本アプリのメリットは，ドクターが登録してドクターID（あるいは医療機関ID）を取得し，利用者（患者）がデータをかかりつけ医としてドクターあるいは医療機関に開示を承認すると，インターネット経由でクラウドに保存されたデータを閲覧することができる。これをPDF出力あるいはプリントアウトして，カルテに保存することができる（図4，5）。紙のダイア

頭痛Click

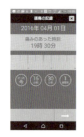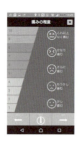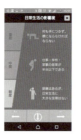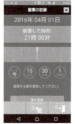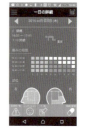

図4　頭痛クリックの患者側のアプリ記録イメージ

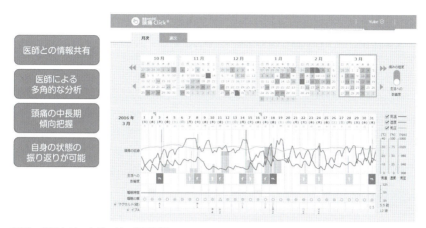

図5　頭痛クリックサマリー表示画面

リーと電子ダイアリーのどちらが記録しやすいかは患者のライフスタイル，好みによるところが多い．患者が記録しやすい方を選択する．電子頭痛ダイアリーはデータの集計や可変表示に優れるが，たとえば2日にまたがる発作を一連の発作とするか別の発作とするかなど，細部の機械的な判定にはまだ改善の余地があると思われる．

文献

1. 慢性頭痛の診療ガイドライン作成委員会．I-11　頭痛ダイアリーをどう使用するか．In: 日本神経学会・日本頭痛学会編．慢性頭痛の診療ガイドライン 2013. pp33-34. 医学書院，2013.
2. 頭痛ダイアリー　[Available from: http://www.jhsnet.org/pdf/headachediary.pdf]
3. 頭痛 Click　[Available from: https://intro-headache.vitalnote.jp/ZutsuClick/]

片頭痛（migraine）概論

> 片頭痛は閃輝暗点があり，片側性の拍動性頭痛を時々おこす疾患というのが，以前の教科書的記述であった。これらの特徴が片頭痛の重要なポイントであることは現在も変わらないが，このイメージにとらわれてしまうと片頭痛が適正に診断できない。頭痛名に「片」の文字がついているが，両側が痛む片頭痛患者が約40％いる[1]。
>
> Migraine の語源は hemicrania で "hemi" ＝「片」であるが，"migraine" の語感にはすでに「片側」のニュアンスはなくなっているようである。閃輝暗点などの前兆がない片頭痛，両側性の片頭痛もあり，さらに非拍動性の片頭痛もある。
>
> 最近の片頭痛の概念を端的にまとめると，生活に支障をきたす頭痛に，悪心や嘔吐などの自律神経症状と，脳の感作現象による音過敏，光過敏などを伴う発作が反復性に出現する疾患である。片頭痛の病態は未解明の点も多いが，閃輝暗点は後頭葉大脳皮質を中心に発生する皮質拡延性抑制がその本態であり[2]，片頭痛の疼痛は，脳硬膜の三叉神経と硬膜血管に発現する神経原性炎症が中心的病態である[3]と考えられている[4,5]。

■ 片頭痛の細分類と診断基準

片頭痛は前兆のある片頭痛，前兆のない片頭痛に大別され，ICHD-3βでは表1のごとくに分類されている。主要な片頭痛のサブタイプ・サブフォームを解説する。

1）前兆のない片頭痛（Migraine without aura）

最もありふれた片頭痛のサブタイプである。診断基準を表2に示す。前述の片頭痛の特徴が診断基準に組み入れられていることがわかる。診断基準c項の頭痛の特徴は4つのうち2つ満たせばよいので，中等度以上の頭痛で，動作による悪化があれば，両側性，非拍動性でも基準を満たすのである。この診断基準はエキスパートのコンセンサスに基づいて作成されたもので，1988年に公開

表1　片頭痛のサブタイプ，サブフォーム（ICHD-3β）

1		片頭痛（Migraine）
1.1		前兆のない片頭痛（Migraine without aura）
1.2		前兆のある片頭痛（Migraine with aura）
1.2.1		典型的前兆を伴う片頭痛（Migraine with typical aura）
1.2.1.1		典型的前兆に頭痛を伴うもの（Typical aura with headache）
1.2.1.2		典型的前兆のみで頭痛を伴わないもの（Typical aura without headache）
1.2.2		脳幹性前兆を伴う片頭痛（Migraine with brainstem aura）
1.2.3		片麻痺性片頭痛（Hemiplegic migraine）
1.2.3.1		家族性片麻痺性片頭痛（Familial hemiplegic migraine：FHM）
1.2.3.1.1		家族性片麻痺性片頭痛1型（FHM 1）
1.2.3.1.2		家族性片麻痺性片頭痛2型（FHM 2）
1.2.3.1.3		家族性片麻痺性片頭痛3型（FHM 3）
1.2.3.1.4		家族性片麻痺性片頭痛，他の遺伝子座（Familial hemiplegic migraine, other loci）
1.2.3.2		孤発性片麻痺性片頭痛（Sporadic hemiplegic migraine）
1.2.4		網膜片頭痛（Retinal migraine）
1.3		慢性片頭痛（Chronic migraine）
1.4		片頭痛の合併症（Complications of migraine）
1.4.1		片頭痛発作重積（Status migrainosus）
1.4.2		遷延性前兆で脳梗塞を伴わないもの（Persistent aura without infarction）
1.4.3		片頭痛性脳梗塞（Migrainous infarction）
1.4.4		片頭痛前兆により誘発される痙攣発作（Migraine aura-triggered seizure）
1.5		片頭痛の疑い（Probable migraine）
1.5.1		前兆のない片頭痛の疑い（Probable migraine without aura）
1.5.2		前兆のある片頭痛の疑い（Probable migraine with aura）
1.6		片頭痛に関連する周期性症候群（Episodic syndromes that may be associated with migraine）
1.6.1		再発性消化管障害（Recurrent gastrointestinal disturbance）
1.6.1.1		周期性嘔吐症候群（Cyclical vomiting syndrome）
1.6.1.2		腹部片頭痛（Abdominal migraine）
1.6.2		良性発作性めまい（Benign paroxysmal vertigo）
1.6.3		良性発作性斜頸（Benign paroxysmal torticollis

表2 　前兆のない片頭痛の診断基準（ICHD-3β）

A	B〜Dを満たす発作が5回以上ある
B	頭痛発作の持続時間は4〜72時間（未治療もしくは治療が無効の場合）
C	頭痛は以下の4つの特徴の少なくとも2項目を満たす 　1．片側性 　2．拍動性 　3．中等度〜重度の頭痛 　4．日常的な動作（歩行や階段昇降など）により頭痛が増悪する，あるいは頭痛のために日常的な動作を避ける
D	頭痛発作中に少なくとも以下の1項目を満たす 　1．悪心または嘔吐（あるいはその両方） 　2．光過敏および音過敏
E	ほかに最適なICHD-3の診断がない

された。その後，長期間にわたり世界各国での臨床的検証がなされ現在では広く受け入れられている。トリプタンが効きそうな頭痛患者を選別する基準として事実上，最もすぐれているとされている。

2）前兆のある片頭痛（migraine without aura）

　頭痛の前兆として，閃輝暗点など可逆性局在神経徴候が5分から60分出現する。頭痛は前兆のない片頭痛の特徴を有する頭痛であることが多いが，緊張型頭痛様のこともある。

　片頭痛前兆とは，完全可逆性の脳幹や大脳皮質の局在神経徴候をさす。食欲や気分の変調など局在神経徴候とはみなされない漠然とした症状が頭痛前に出現する場合には，前兆とは区別して予兆（premonitory symptoms）とする。予兆は「前兆のない片頭痛」にも，「前兆のある片頭痛」にもしばしば認める。

　視覚症状，感覚症状，言語障害の3種類は頻度が高く，典型的前兆とされている。視覚性前兆と感覚性前兆は陽性徴候（たとえばきらきらした光・点・線；チクチク感）と陰性徴候（視覚消失；感覚鈍麻）があり，大脳皮質の神経細胞の活性化と抑制に対応する。陰性徴候のみが前兆として現れるケースもある。言語障害は失語性障害のパターンとして現れる。表3に前兆のある片頭痛と典型的前兆を伴う片頭痛の診断基準を示した。

　片麻痺など運動障害が前兆としてある場合や，複視，運動失調など脳幹由来

表3 前兆のある片頭痛の診断基準（ICHD-3β）

1.2 「前兆のある片頭痛」の診断基準	
A	BおよびCを満たす発作が2回以上ある
B	以下の完全可逆性前兆症状が1つ以上ある 1．視覚症状　　2．感覚症状　　3．言語症状 4．運動症状　　5．脳幹症状　　6．網膜症状
C	以下の4つの特徴の少なくとも2項目を満たす 1．少なくとも1つの前兆症状は5分以上かけて徐々に進展するか，または2つ以上の前兆が引き続き生じる（あるいはその両方） 2．それぞれの前兆症状は5〜60分持続する 3．少なくとも1つの前兆症状は片側性である 4．前兆に伴って，あるいは前兆発現後60分以内に頭痛が発現する
D	ほかに最適なICHD-3の診断がない，また，一過性脳虚血発作が除外されている
1.2.1 「典型的前兆を伴う片頭痛」の診断基準	
A	BおよびCを満たす発作が2回以上ある
B	前兆は完全可逆性の視覚症状，感覚症状，言語症状からなる。運動麻痺（脱力），脳幹症状，網膜症状は含まれない
C	以下の4つの特徴の少なくとも2項目を満たす 1．少なくとも1つの前兆症状は5分以上かけて徐々に進展するか，または2つ以上の前兆症状が引き続き生じる（あるいはその両方） 2．それぞれの前兆症状は5〜60分持続する 3．少なくとも1つの前兆症状は片側性である 4．前兆に伴って，あるいは前兆発現後60分以内に頭痛が発現する
D	ほかに最適なICHD-3の診断がない，また，一過性脳虚血発作が除外されている
1.2.1.1 「典型的前兆に頭痛を伴うもの」の診断基準	
A	1.2.1「典型的前兆を伴う片頭痛」の診断基準を満たす
B	頭痛（片頭痛の特徴を有する場合とそうでない場合がある）が前兆に伴って，または前兆発現後60分以内に発現する
1.2.1.2 「典型的前兆のみで頭痛を伴わないもの」の診断基準	
A	1.2.1「典型的前兆を伴う片頭痛」の診断基準を満たす
B	前兆に伴って，あるいは前兆発現後60分以内に頭痛は生じない

の神経徴候がある場合は典型的前兆とは区別しており，各々，片麻痺性片頭痛，脳幹性前兆を伴う片頭痛に分類する。単眼性の視覚徴候がある場合は網膜片頭痛とする。

　典型的前兆がある場合には，引き続いておこる頭痛の有無により，頭痛を伴うものと，頭痛を伴わないもののサブフォームに分類されている。頭痛がないのに「前兆のある片頭痛」というのは奇妙な印象を受けるかもしれない。多くは閃輝暗点後に頭痛がおこる発作を経験しており，加齢とともに頭痛が目立たなくなり，閃輝暗点のみの発作となったものである。頭痛を伴わない閃輝暗点のみが初発した場合は，後頭葉の虚血や占拠性病変のひととおりの検索が勧められる。

3）脳幹性前兆を伴う片頭痛：以前の脳底動脈片頭痛，脳底型片頭痛と定義されていたものとほぼ同等である。典型的前兆（閃輝暗点，感覚障害，失語性言語障害）に加え，脳幹症状として，構音障害，回転性めまい，耳鳴，難聴，複視，運動失調，意識レベルの低下が挙げられており，2つ以上が出現した場合に脳幹性前兆を伴う片頭痛とする。脳幹症状とされるものの多くは，不安や過換気により生じる場合があるので，注意を要する。

4）片麻痺性片頭痛：運動麻痺（脱力）を含む前兆のある片頭痛である。第1度または第2度近親者に運動麻痺（脱力）を含む片頭痛前兆を有する場合は家族性片麻痺性片頭痛とする。Caチャンネル遺伝子など3種類の原因遺伝子が同定されている。家族性が明確でない場合は孤発性片麻痺性片頭痛とする。孤発性にみえても遺伝子検査により異常が見いだされることもあり，今後の研究の進展が期待されている。家族性，孤発性ともほぼ同数の患者が存在すると考えられている。

5）慢性片頭痛（Chronic migraine：CM）：頭痛が月に15日以上の頻度で3ヵ月を超えて起こり，少なくとも月に8日の頭痛は片頭痛の特徴をもつものと定義されている。CMの概念，診断基準には多くの議論がなされてきたが，ICHD-3βでは表4の基準が採択されている。鎮痛薬やトリプタンなど，急性期頭痛治療の乱用がある場合は，薬剤の使用過多による頭痛（薬物乱用頭痛：

表4 慢性片頭痛の診断基準（ICHD-3β）

A	緊張型頭痛様または片頭痛様の頭痛（あるいはその両方）が月に15日以上の頻度で3ヵ月を超えて起こりBとCを満たす
B	1.1「前兆のない片頭痛」の診断基準B〜Dを満たすか，1.2「前兆のある片頭痛」の診断基準BおよびCを満たす発作が，併せて5回以上あった患者に起こる
C	3ヵ月を超えて月に8日以上で以下のいずれかを満たす 1．1.1「前兆のない片頭痛」の診断基準CとDを満たす 2．1.2「前兆のある片頭痛」の診断基準BとCを満たす 3．発症時には片頭痛であったと患者が考えており，トリプタンあるいは麦角誘導体で改善する
D	ほかに最適なICHD-3の診断がない

MOH）との鑑別が問題となる。MOHは，原因薬剤の中止による頭痛の改善が最も明確な診断根拠となるが，CMとMOHの両方の診断基準をみたしている場合は，確定されるまでは両方の診断名を与えると規定されている。片頭痛の慢性化は頭痛医療の重要な課題として多くの研究や治療の試みがなされている。

■ 片頭痛の問診ポイント

　片頭痛を適切に診断するためには，問診が重要である。まずは，片頭痛の可能性があるかどうかと，診断が遅れると深刻な結果を招きかねない二次性頭痛を除外診断することが肝要である。

　頭痛の問診では，通常，最初に患者に自由に自分の頭痛について話してもらう。多くの患者は3分以内，半数以上は1分以内に話を終えるが，冗長になる場合は，適宜質問を入れ，経過や頭痛の特徴を整理する。

　頭痛が不快な症状であることは，大部分の患者で事実だが，頭痛により生活に何らかの影響があるかどうかを確認することがポイントである。患者の話の中に，「頭痛が辛い」，「寝込む」，「仕事，家事ができない」，「学校に行けない」といった表現があれば，日常生活に支障のある頭痛であると判断できる。頭痛の部位（前頭，側頭，頭頂，後頭，顔面，片側／両側など），性状（拍動性，締め付け，穿刺様など），頭痛の持続時間，随伴症状などについて確

認する。

　中等度以上の頭痛，すなわち生活に支障のある頭痛で，悪心を伴い，頭痛発作が反復する場合は片頭痛の可能性が高い。音過敏，光過敏はそのまま「音過敏，光過敏がありますか？」と質問しても患者が意味を理解できないことが多い。「頭が痛い時に，TVや人の話し声など，周囲の音を不快に感じますか？静かなほうが良いですか？」などと質問すると音過敏の有無を聞き出せる。光過敏は，「日光や照明を不快に感じたり，部屋を暗くしたりしていませんか？」などと質問する。

　また，「頭痛の前に何か変わった症状はありませんか」と，予兆，前兆についても聞いておく。予兆と前兆の区別は前述のとおりである。予兆や前兆がある頭痛発作の割合と，持続時間，頭痛が始まるまでの時間なども聞いておくと治療戦略の組立に役立つ。

　また，最近3ヵ月くらいの，頭痛日数，片頭痛日数，急性期治療薬の服薬日数も聞く。

　頭痛日数は軽い頭痛も含め，頭痛がある日数である。片頭痛日数は，生活に支障のある頭痛，服薬する日，患者が片頭痛と考える日でおおまかに把握する。正確には，頭痛ダイアリーを記録させ，これを解析して判定する。この情報は，CM，MOHの診断や治療に必須である。頭痛日数について患者がうまく答えられない場合は，「まったく頭痛の無い日もありますか？」，「軽いものも含めて頭痛がある日は月に15日より多いですか？　少ないですか？」というように具体的にYes/Noで回答できる形で問診を進めることにより，具体的な状況を聞き出すことが可能である。

■ 片頭痛の鑑別診断

　片頭痛と緊張型頭痛の鑑別は簡単なようで，案外難しい。片頭痛と緊張型頭痛の双方に罹患している頭痛患者も多数おり，肩こりは片頭痛でもしばしば出現するので鑑別点にならない。ポイントは支障度，日常動作による頭痛の悪化，悪心，嘔吐，光過敏，音過敏であるが，同じ患者でも個々の頭痛発作を片頭痛，緊張型頭痛と厳密に分類することはしばしば困難である。このような場合，この患者は片頭痛なのか緊張型頭痛なのかと考えるより，片頭痛があるか

表5　危険な二次性頭痛を疑うためのポイント（慢性頭痛の診療ガイドライン2013）

①	突然の頭痛
②	今まで経験したことがない頭痛
③	いつもと様子の異なる頭痛
④	頻度と程度が増していく頭痛
⑤	50歳以降に初発の頭痛
⑥	神経脱落症状を有する頭痛
⑦	癌や免疫不全の病態を有する患者の頭痛
⑧	精神症状を有する患者の頭痛
⑨	発熱・項部硬直・髄膜刺激症状を有する頭痛

どうかを判断し，片頭痛があれば片頭痛から治療してみるというスタンスがよい．緊張型頭痛より片頭痛のほうが生活への支障，QOL阻害が大きいので，片頭痛から対策をスタートするほうが患者のメリットが大きいのである．片頭痛の治療後，必要があれば緊張型頭痛への対応も検討する．

　片頭痛と群発頭痛の鑑別は通常容易である．群発頭痛は群発期があり，眼窩から側頭部の激痛が15～180分続き，眼充血や流涙などの自律神経症状を伴う．片頭痛は頭痛の持続時間が4時間以上と長い．片頭痛は女性に多く，群発頭痛は若年男性に多いが，近年，女性の群発頭痛患者の増加が報告されている．ときに片頭痛と群発頭痛が混在したようなケース，合併例を経験するが，頭痛ダイアリーを記録させて，頭痛のパターンを解析して診断する．

片頭痛の治療

　片頭痛は患者および家族のQOLを阻害する疾患である．さらに，働き盛りの世代に多いため，その労働喪失による社会経済的損失は看過できないものがある．ここ15年余りでトリプタン製剤のラインナップも充実し，ロメリジンや，バルプロ酸，プロプラノロールによる予防療法も保険適用が認可され，選択肢の幅がひろがってきた．片頭痛の治療は単に痛みを抑制すればよいというわけではない．片頭痛に伴うQOL阻害を最小限にし，片頭痛に罹患しているハンディキャップを軽減し，アクティブな日常生活，社会生活を患者にもたらすことが重要である．

I　片頭痛急性期治療のゴール

片頭痛発作の頻度や頭痛の程度，日常生活への支障度は患者ごとに異なっているので，個々の患者のニーズも異なっている。急性期治療の理想は，迅速な鎮痛効果発現と随伴症状の消失により，通常の日常生活が営める身体的状態に回復させることである[6,7]。表6に理想的な急性期治療の条件として求められるポイントを示した。

片頭痛の急性期治療薬には，鎮痛薬，非ステロイド性消炎鎮痛薬（NSAIDs），トリプタン，エルゴタミン，制吐薬，などが用いられる[8]。頭部の冷却や，安静，睡眠も頭痛改善の補助となる。

II　鎮痛薬，非ステロイド性消炎鎮痛薬（NSAIDs）

鎮痛薬，NSAIDsはOTC薬，処方薬として頭痛治療に最も広く使用されている。頭痛発作の早期に服用する方が高い有効率が得られる。予兆期，前兆期に使用しても効果が期待できる。ただし薬物乱用頭痛を誘発せぬよう使用日数に留意する必要がある。

アスピリン（500〜1000mg）は軽度〜中等度の片頭痛発作に対して治療効果が高く，安価な第一選択薬のひとつである。アセトアミノフェンは安全性が高い。軽度〜中等度の片頭痛発作には一定の効果がみられるが，医療機関での治療を必要とする片頭痛患者では，効果が不十分であることが多い。通例，1回500〜1000mg，1日4000mgまで使用可能である。カフェイン，制吐剤を併用すると有効率が高くなる。小児にも使いやすい。小児には1回10〜15mg/kg，1日2回まで，1日量1500mgまで使用できる。妊婦に鎮痛薬を投与する

表6　すぐれた急性期治療法の条件（文献7より）

1）	迅速な鎮痛
2）	迅速な随伴症状の消失
3）	速やかに通常の日常生活が営める身体的状態に回復
4）	頭痛の再発がなく，薬剤の追加使用が不要
5）	患者自身で使用（実施）可能な方法
6）	治療効果が一定している（毎回同じ効果が期待できる）
7）	治療経費が有効性に見合っている（経済的）
8）	副作用が無い

際には，アセトアミノフェンが第1選択である。イブプロフェン（1回200mg，1日600mgまで）もアセトアミノフェンと並んで，安全性が高い薬剤であり，小児にも広く使用されている。

ロキソプロフェンやジクロフェナックは中等度の片頭痛に有効で，広く用いられている。1回1～2錠を投与する。ナプロキセンは海外のエビデンスが豊富で，半減期が14時間と比較的長い。経験的には，他のNSAIDsと大差はない。セレコキシブなどのcox-2阻害薬も胃腸障害が少なく使用しやすい。インドメタシンは鎮痛作用は強力であるが，cox-1阻害作用が強いため，胃腸障害がおこりやすい。難治例に使用するNSIADsとして，インドメタシンを好む専門医が少なくない。

III トリプタン

1）トリプタンの特徴

スマトリプタンは片頭痛の特異的治療薬として最初に開発されたセロトニン（serotonin, 5-hydroxytryptamine; 5-HT）のアナログである。現在，7種類以上のトリプタン系薬剤があり，わが国では，スマトリプタンの他，ゾルミトリプタン，エレトリプタン，リザトリプタン，ナラトリプタンが使用可能である。中等度以上の片頭痛発作の頓挫に有効で，高品位のエビデンスがある。トリプタンはセロトニン5-HT$_{1B}$受容体，5-HT$_{1D}$受容体の作動薬で，一部のトリプタンは5-HT$_{1F}$受容体にも作用する。片頭痛の中心的な病態は，脳硬膜に分布する三叉神経と血管の神経原性炎症と考えられている。トリプタンは，血管壁に存在する5-HT$_{1B}$受容体の刺激により，炎症に伴って拡張した硬膜血管を正常な太さに収縮させる。また，三叉神経に存在する5-HT$_{1D}$受容体に作用し，神経原性炎症と血管の圧迫により過敏になっている三叉神経を鎮静，正常化させて，カルシトニン遺伝子関連ペプチド（CGRP）などの炎症性ペプチドの放出を抑制する[9]。このような作用によってトリプタンは三叉神経血管系の神経原性炎症を抑制し片頭痛を頓挫させる。

2）トリプタンの種類

スマトリプタンは，経口錠，点鼻薬，皮下注，皮下注キット（自己注射）剤形がある。経口錠が手軽でスタンダードであるが，悪心が強く，内服が困難な

場合や即効性を要する場合には皮下注射薬，点鼻薬が有用である．ゾルミトリプタンは経口錠，口腔内速溶錠がある．第2世代の薬剤で，脂溶性が高く，中枢移行性が高い．口腔内速溶錠は水なしですぐに服用できるので，会議や授業中などに片頭痛発作が始まっても，すぐに服用できずに頭痛がひどくなってしまうような患者には有用な選択肢である．なお，口腔内速溶錠は，口腔粘膜からの吸収は皆無で，唾液とともに嚥下後消化管から吸収される．したがって，薬剤が口腔内に停滞している時間が長いとかえって最高血中濃度到達時間が遅延するので注意を要する．エレトリプタンは有害事象が少ないトリプタンである．高用量を使用すると有効率が高くなる．主な有害事象は傾眠，眠気，悪心などで発現率はプラセボとほぼ同等である．リザトリプタンは経口錠，口腔内崩壊錠がある．最高血中濃度到達時間が短く，即効性が期待できる．半減期が短いので，24時間以内の片頭痛再発率がやや高い．他のトリプタンでは1回2錠必要な患者において，1錠で治療できるケースが多い．プロプラノロールとの併用により血中濃度が上昇するので併用不可となっているが，これまでのところ，偶発的な併用例における問題となるような有害事象の報告はないようである．リザトリプタンは，小児における有効性，有用性のエビデンスがあり，小児にトリプタンを用いる際の選択肢となる．また，口腔内崩壊錠は水なしで飲めるメリットがある．

ナラトリプタンは半減期が長い経口錠である．再発が多い患者や，月経関連片頭痛の治療に有用である．

3）トリプタンの使い方と有害事象

同種のトリプタンは1日の使用上限の範囲内で繰り返し使用することができ，2時間あけて使用する．スマトリプタンの注射後は1時間，ナラトリプタン服用後は4時間あける．異なるブランドのトリプタンを用いる場合は24時間あけて使用する．上限を超えた使用や，異なるブランドのトリプタンの24時間以内の併用例でも，通常は問題にはならないが，安全のため添付文書の記述にそった使用を原則とする．トリプタンの副作用には一過性の喉や頸部の締め付け感，めまい感などがある．この他，身体各部の痛み，悪心・嘔吐，動悸，けん怠感，眠気などが報告されている．

トリプタンは血管収縮作用があるので虚血性心疾患や血管障害にも注意が必

要である．心筋梗塞，虚血性心疾患，脳血管障害，一過性脳虚血性発作のある患者，コントロールされていない高血圧症の患者には使用できない．本邦の臨床経験や，その後の15年余りの臨床経験からも深刻な副作用は皆無で，このような疾患の合併，既往がない患者においては安全性の高い薬剤であるといえる．

4）ノンレスポンダー，服薬タイミング

国際頭痛学会の診断基準に合致する片頭痛のうち，トリプタンが効かないノンレスポンダーは約10～30％程度と考えられていたが，トリプタンの服薬タイミングや使用量の工夫によりノンレスポンダーとされていた患者でもトリプタンが効く例が少なくないことが明らかになってきた．

中等度以上になることが予測される片頭痛発作では頭痛がひどくなるまで服薬を待つ必要はなく，なるべく早期に使用することにより有効率を向上させることができることから，早期，軽症時の服薬が推奨されている[10]．一方，前兆期や予兆期にトリプタンを使用すると効果が乏しいことが複数のプラセボを用いた二重盲検試験で示されている[11]．頭痛発作が始まってからなるべく早く服薬することが大原則である．各トリプタンの用量設定試験では用量反応効果が認められている．したがって，患者によっては1回の投与量を増やすことにより，十分な効果を得られる可能性がある．24時間以内に再発した片頭痛にもトリプタンが有効で，再投与により奏功する．

5）月経関連片頭痛，重度片頭痛

月経に関連した片頭痛の大半は，前兆のない片頭痛で，重度の発作が多く，持続時間が長い傾向がある．しばしば治療抵抗性で，再発もしやすい[12, 13]．多くの患者や医師までもが，「生理痛で頭が痛くなる」と誤解している場合がある．月経時におこる頭痛の多くは月経関連片頭痛であり，片頭痛として対処するほうが，QOLの改善が期待できる．月経に関連した片頭痛にも，トリプタンが有効であるが，治療抵抗性の場合には，高用量の使用，NSAIDsとの併用を試みる[14]．

6）トリプタンブランドの差別化，使い分け

トリプタンのブランド間の差異について，メタアナリシスが行われている[15, 16]。いずれも有効な薬剤であるが，それぞれに特徴があり，患者の嗜好（preference）も異なっている[17]。本邦でも使用経験が蓄積されており，エキスパートオピニオンとしてその使いわけが議論されている[18]。非経口ルートの使用，即効性を期待する場合にはスマトリプタンの皮下注キット，点鼻が有用である。皮下注，点鼻剤との併用は，使用間隔の制約が少ないスマトリプタン経口錠が適している。リザトリプタンは強力で即効性が期待できる（strong triptan）。エレトリプタン，ナラトリプタンは有害事象が少なく，穏やかに効くことから，mild triptan といえる。同時に長時間作用型（long-acting）である。スマトリプタン，ゾルミトリプタンはバランス型といえる。ただしこれは，標準用量でのプロファイルであり，リザトリプタンの0.5錠は mild triptan として使えるし，エレトリプタンは高用量では強い効果を発揮する。あるトリプタンが奏功しない場合には他のトリプタンを試みることも大切である。患者に何種類かのトリプタンを試させて，有効性や患者の嗜好にも配慮して薬剤選択をするのがよい。各トリプタンの評価には各々，少なくとも3発作を治療して判断することが望ましい。近年，トリプタンのジェネリック製剤が使用可能になっている。有用性については，経験とエビデンスを蓄積していく必要がある。ジェネリック製剤を安価であると歓迎する患者がいる一方，ブランド志向で先発品にこだわる患者や，後発品を使用してみて効果が乏しいとして，先発品を希望する患者もいる。錠剤の味や溶けやすさなどを工夫し差別化を図っている製剤もある。内服後の薬剤の崩壊や吸収といった製剤による特性に加え，頭痛治療効果は，服薬時の患者の期待感やこれまでの使用経験の記憶なども影響する。現時点では，ジェネリック製剤は，先発品と同等の代替品というより，特性が類似した別ブランドの製剤として選択肢のひとつに加えるのが妥当と思われる。トリプタンが奏功しない場合の対策を表7に示した。

Ⅳ　その他の急性期治療薬

経口エルゴタミン・カフェイン配合薬は片頭痛の特異的治療薬として使用されてきたが，トリプタンの登場により，特異的治療としての役割は限定的となった。トリプタンで頻回に頭痛再燃がみられる患者には使用価値がある。子宮収縮作用，血管収縮作用があり妊娠中の使用は禁忌である。

表7　トリプタンが無効・効果不十分な場合の対策（文献7）

①	服薬タイミング A）早期服薬，軽症時服薬，皮膚アロディニア発現前の服薬 B）前兆期，予兆期に使用している場合は痛みが始まるまで待って服薬する
②	高用量の検討
③	診断の見直し A）片頭痛以外の頭痛発作に使用していないかどうか再検討 B）二次性頭痛の可能性 C）片頭痛増悪因子の存在（副鼻腔炎，内分泌異常，共存症）の確認
④	トリプタンのブランド変更
⑤	鎮痛薬，NSAIDsの併用

　制吐薬は片頭痛の随伴症状である悪心，嘔吐に効果があり，使用経路も経口・静注・筋注・坐薬など選択の幅が広く，副作用も少ないことから積極的な併用が推奨されている。トリプタン製剤，エルゴタミン製剤，NSAIDsなどの併用薬として有用性のエビデンスがある。メトクロプラミド，ドンペリドンいずれも有用である。ドンペリドンは妊婦には禁忌である。

　メトクロプラミドは単独で静注投与により，疼痛の軽減にもエビデンスがあるが，非経口ルートで薬剤投与が必要なケースにおける，疼痛抑制効果は不十分なことが多く，補助的な使用が推奨される。ドンペリドンは前兆を伴う片頭痛の前兆期に使用すると頭痛発現が抑制できる場合がある。その後頭痛が発生しても，悪心は軽くすみ，他の急性期治療薬の効果を高めることができる。

　副腎皮質ステロイドは，エビデンスは不十分であるが，経験的に有効である。ただし通常の片頭痛発作にファーストラインとして用いることは，副作用を考慮すると推奨できない。激症例や重積には静注を用いる。マグネシウム静注の有用性の報告があるが，エビデンスは不十分である。

　カルシトニン遺伝子関連ペプチド（CGRP）拮抗薬，ゲパント系薬剤（olcegepant, telcagepant）が注目されてきたが，肝障害により開発が中断されていた。最近，新たなゲパントとして，ubrogepantの開発[19]が進められており期待されている。

V 片頭痛発作重積の急性期治療

　片頭痛発作重積とは，片頭痛患者において，重度の頭痛が72時間を越えて続く場合をいう。軽度の頭痛が72時間を超える場合，月経関連片頭痛などで，72時間を超える場合は，ケースバイケースで，発作重積として対処するか，通常の片頭痛として経過をみるかを判断する。

　片頭痛発作重積では，強い頭痛と嘔吐のために，詳細な病歴の聴取が困難な場合も少なくない。初診時にはまず，二次性頭痛の検索や除外を行い，全身状態を確認した上で，治療を開始する。維持液に，制吐剤（メトクロプロミド）を加えて輸液し，スマトリプタンを皮下注射する。不十分な場合は，副腎皮質ステロイド（デキサメサゾン4〜10mg，ハイドロコルチゾン100〜500mg）や，鎮静薬（ジアゼパム5〜10mg）を点滴又は緩徐に静注する[7]。

VI 予防療法の目的，適用，ゴール

　急性期治療のみでは頭痛による生活の支障が取り除けない場合に予防療法を実施する。副作用や禁忌などなんらかの理由で有効な急性期治療薬が使用できない場合や，片麻痺性片頭痛など永続的な神経障害をきたすおそれのある特殊な頭痛の場合も予防療法が必要である[20]。

　薬物乱用頭痛，慢性片頭痛など片頭痛が慢性化するとQOLの障害が著しい。慢性化の予防および治療にも予防療法が重要である。慢性化のリスク要因として急性期治療薬の乱用の他，発作頻度が高い場合，精神科的疾患の併存，ストレスや，睡眠障害，頭頸部外傷の既往，肥満，女性，社会的階層（低教育歴，低収入）などの報告があり[21]，リスクのある患者には積極的に予防療法の実施を検討する[22]。

　慢性頭痛診療ガイドライン2013[20]では片頭痛の場合，月に2回以上の発作がある患者には予防療法の実施について検討してみることを勧めている。月2回以上の発作がある患者のすべてに予防療法が必要という意味ではなく，このような患者においては，急性期治療で十分に生活や人生への脅威が取り除くことができているかどうか，また，慢性化や脳血管障害などの併発リスクを考慮して予防療法を実施すべきかどうかを検討すべきであるとの趣旨である。実際的には頭痛日数が月に15日以上，片頭痛日数が8日以上，服薬日数が10日以上であれば予防療法の絶対的適応である[23]。頭痛日数5日以内，片頭痛日数，

表8　片頭痛予防薬：エビデンスのある薬剤

抗てんかん薬	バルプロ酸（デパケンR，セレニカR），トピラマート（トピナ），ガバペンチン
カルシウム拮抗剤	ロメリジン（ミグシス，テラナス），ベラパミル
β遮断薬	プロプラノロール（インデラル），メトプロロール（セロケン），アテノロール，ナドロール
抗うつ薬	アミトリプチリン（トリプタノール），イミプラミン，ノルトリプチリン，フルボキサミン，パロキセチン，セルトラリン，デュロキセチン
ACE阻害薬，ARB（降圧薬）	リシノプリル，カンデサルタン（ブロプレス），オルメサルタン（オルメテック）
その他	フィーバーフュー，ビタミンB2（リボフラビン），マグネシウム，呉茱萸湯

服薬日数が3日以内であれば原則として急性期治療薬のみでよい。この間が相対的適応である。片頭痛の予防療法に使用される薬剤には表8のような薬剤がある[23]。

Ⅶ　予防薬の種類

1）Ca拮抗薬：塩酸ロメリジンは日本で開発されたCa拮抗薬で，プラセボ対照二重盲検試験で有用性が証明されている。片頭痛の予防薬の第一選択薬のひとつである。10mg/日から開始する。症状により20mg/日まで増量可能である。便秘に注意する。錐体外路症状，うつ状態が有害事象として記載されており留意する必要があるが，20mg/日程度までであれば問題になることは稀である。安全性が高い薬剤といえる。

　ベラパミルは，医療課長通知により，群発頭痛，片頭痛に対する適応外使用が認められている。ジルチアゼム，ニカルジピンも片頭痛予防に使用されることがある。他のCa拮抗薬の有用性についてはエビデンスが乏しい。

2）抗てんかん薬：バルプロ酸は，片頭痛予防効果の良質なエビデンスがある。欧米ではすでに片頭痛治療薬として約20年の使用経験が蓄積されており第一選択薬のひとつである。わが国でも公知申請により保険適用に認可された。

用量に関しては種々の報告があるが、わが国では400〜600mg/日が推奨されている。ロメリジンよりも速やかな効果発現が期待できる。予防療法の効果判定は少なくとも2ヵ月、可能であれば3ヵ月の時点で行うが、バルプロ酸は投薬開始後、数週から1ヵ月の時点である程度の効果が実感できることが多い。バルプロ酸は妊娠中は禁忌で、妊娠可能な女性に使用する際には、投与量1000mg以下、血中濃度70Mg/ml以下、徐放錠を用い他の抗てんかん薬と併用しない。400μg/日の葉酸を食事ないしサプリメントから摂取するよう推奨されている。また、グルタミン酸AMPA受容体拮抗作用があるトピラマートは、バルプロ酸とほぼ同等の有用性が示されている。近年、わが国でも新規抗てんかん薬が次々と使用可能になってきた。ガバペンチン、レベチラセタムは一定の効果が期待できる。ラモトリギンは片頭痛には無効である。

3）β遮断薬：プロプラノロールは海外でも、わが国の慢性頭痛診療ガイドラインでも第一選択薬のひとつとして推奨されている。20〜60mg/日の用量が使用されている。海外では多くの良質な臨床試験で片頭痛予防における有用性が示されており、わが国よりも高用量の120〜240mg/日が推奨されている。β遮断薬は高血圧や冠動脈疾患合併例にも使用でき、かつ、これらの合併症も治療できるという利点がある。プロプラノロールの他、メトプロロール、アテノロール、ナドロールなども有用である。概して内因性交感神経刺激作用（intrinsic sympathomimetic activity: ISA）を有するβ遮断薬は片頭痛予防効果が乏しい。β遮断薬の抗片頭痛作用の薬理学的根拠は明確でない点が多いが、末梢血管や自律神経へのβ遮断作用ばかりでなく、中枢における神経伝達に関与する可能性も示唆されている[24]。妊婦にやむを得ず予防療法を行う場合はプロプラノロールが選択されている。

4）抗うつ薬：三環系抗うつ薬、アミトリプチリンは片頭痛の予防に有用である。片頭痛、緊張型頭痛に対する適応外使用が認められている。低用量（5〜10mg/日、就寝前）から開始し、効果を確認しながら漸増する。10〜60mg/日が推奨されている。小量からゆっくり、dose-upすることが使用のコツである。慢性頭痛患者はしばしば抑うつ状態を併発している。アミトリプチリンや他の抗うつ薬の抗片頭痛作用が、抗うつ作用を介したものか、あるいは独立

した作用であるかについて明確な結論は出ていないが，臨床的に抑うつ状態が無い症例においても，アミトリプチリンの頭痛予防効果が認められることは確実である[25]。SSRI, SNRI の有用性のエビデンスは不十分であるが，補助的な薬剤として使用されることが少なくない。SSRI を片頭痛のある患者に使用する際には，セロトニン症候群の発現，可逆性脳血管攣縮症候群（RCVS）の誘発に注意する。

5）アンギオテンシン変換酵素（ACE）阻害薬，アンギオテンシンⅡ受容体遮断薬（ARB）：ACE 阻害薬，ARB は副作用の少ない降圧薬として広く使用されている。最近 ACE 阻害薬，ARB の片頭痛予防効果が注目されるようになってきた。特にリシノプリルとカンデサルタンは無作為化試験により有用性のエビデンスが示されている[26]。その他，エナラプリルやオルメサルタンの有用性も示されている。片頭痛の保険適用は未承認であるが，高血圧を共存症として有している片頭痛患者においては，両方の疾病を同時に治療できる合理的な薬剤の選択肢として注目される。ARB でもテルミサルタンはプラセボ対照の RCT で，有意な片頭痛予防効果がみられなかった。ARB の片頭痛予防効果は ARB のクラスエフェクトではなく，別の薬理作用が関与していると理解されている。

6）その他の薬剤：急性期治療に汎用される NSAIDs を，月経時片頭痛などの短期的な予防治療に使用することがある。ナプロキセンは無作為盲検試験により有意な片頭痛予防効果が示されており，副作用は消化器系のものが多いとされているがプラセボと同等とされている。選択的 Cox-2 阻害薬の rofecoxib が月経関連片頭痛の短期予防法に有効との報告もある。わが国で使用できる Cox-2 阻害薬，メロキシカム，エトドラク，セレコキシブなどが専門医により使用されている。頭痛ダイアリー等で経過を確認しながら，月経期のみ 3～7 日間，NSAIDs を予防投与すると有用である。また，片頭痛重積には 1～2 週間程度に限定して，予防的に NSAIDs が用いられている。

7）代替療法，漢方薬：自然食品やサプリメントにも片頭痛予防効果が示唆されているものがある。マグネシウム（Mg），ビタミン B2，フィーバーフュー

(ナツシロギク)，西洋フキ（バターバー）は一定の予防効果がある．西洋フキは肝障害の報告があり，現在輸入禁止の措置が取られている．フィーバーフューは子宮収縮作用があるので，妊婦には避けるように指導する．漢方薬では，片頭痛には呉茱萸湯（ごしゅゆとう），緊張型頭痛には釣藤散（ちょうとうさん）がよく用いられている．片頭痛に限らず頭痛一般の処方として葛根湯（かっこんとう）が用いられることもある．

VIII 戦略的予防薬選択

　片頭痛患者に予防療法が必要であると判断したら，どの薬剤から開始するのが患者にとって望ましいかを検討する．ファーストラインは良質なエビデンスのある薬剤で，副作用が少ないものがよい．患者の共存症や既往歴，嗜好も考慮する．保険診療の観点からは，片頭痛に適用があるバルプロ酸やロメリジン，プロプラノロールが選択しやすい．妊娠の計画や希望がある場合は，妊娠中でも使用できるプロプラノロールがよい選択肢となる．筋緊張が強い場合，抑うつ傾向がみられる場合，緊張型頭痛が合併している場合はアミトリプチリンが好まれる選択肢である．ロメリジン，プロプラノロールは稀にうつ状態を誘発するので，うつの既往や共存がある場合は注意が必要である．反復性の片頭痛であれば，単剤治療で開始することを原則とし，有効性の判定は少なくとも 2ヵ月は使用したのちに行う．これらのファーストラインの薬剤で十分な効果が得られない例や，共存症などにより使用しづらい場合には，セカンドチョイスとして，他の抗てんかん薬（トピラマート），ACE阻害薬（リシノプリル），ARB（カンデサルタン）などを選択する．ファーストラインの薬剤を含めて4種類以上の予防薬を試みても，十分な効果が得られない場合は難治例として取り扱われる．難治例ではまず，今一度，診断の見直しを行い，二次性頭痛の可能性について再検討，精査を行い，他の一次性頭痛の可能性も検討する．また，片頭痛であると再度結論できた場合でも，増悪因子や共存症の検索，検討が必要である．副鼻腔炎，甲状腺機能異常，内分泌異常，睡眠障害，精神科的疾患などが増悪因子や難治化の要因となりうる．難治例の治療について確立したものはなく，各々のドクターが手探りで治療しているのが現状である．複数の予防薬を併用を試みたり，エビデンスは不十分であるが，新規抗てんかん薬（プレガバリン，レベチラセタム），SNRI（デュロキセチン），新規

抗精神病薬（オランザピン，クエチアピン）などが試みられている。慢性片頭痛には，ボツリヌス注射の有効性が示されており[27]，海外では使用されている。制約が多くわが国では，一部の施設で個人輸入し，自由診療として行われるに留まっている。ボツリヌス療法は欧米では難治性頭痛に対する治療の一翼を担う重要な選択肢に位置付けられており，わが国でも難治性頭痛で苦しむ患者が安心してアクセスできる治療法のひとつとなることを期待してやまない。

IX 食事と生活

　片頭痛の誘因を避けることは頭痛予防において重要である。赤ワイン，チーズ，チョコレート，柑橘類が古くから片頭痛を誘発するものとして有名である。しかしながら，多くの日本人では赤ワイン以外の食品が実際に片頭痛の誘因となる患者は少ないとの意見が多い。頭痛を誘発する食品には個人差があるので，一律の食事指導は不適切で，各々の患者の誘因となっている場合にのみ，その食品を避けるように指導する。空腹，低血糖も片頭痛の誘因となることがあり，このような患者には食事を抜かないように指導する。片頭痛はストレスから解放された時，ほっとした時におこることも多く，休日は片頭痛発作で台無しになるという患者もいる。睡眠不足は片頭痛の誘因になるが，睡眠過多もしばしば頭痛を誘発する。休日にゆっくりと寝坊した時に頭痛がおこるような患者では，休日でも平日と同じ時間に起床するように指導するだけで休日の頭痛頻度が減少する。食事指導，生活指導については別項で詳しくのべる。

まとめ

　慢性頭痛治療の目標は頭痛による生活への支障を取り除き，患者の人生のクオリティーを高めることにある。すべての患者のすべての頭痛を取り去ることは容易でないが，戦略的かつ適切な急性期治療薬と予防療法の選択を，多くのドクターが実践することにより，多くの患者が頭痛医療の進歩の恩恵を受けれるようになることが期待される。

文献

1. Takeshima T, Ishizaki K, Fukuhara Y, et al. Population-based door-to-door survey of migraine in Japan: the Daisen study. *Headache*. 2004; 44 (1): 8-19.

2. Hadjikhani N, Sanchez Del Rio M, Wu O, et al. Mechanisms of migraine aura revealed by functional MRI in human visual cortex. *Proc Natl Acad Sci U S A*. 2001; 98（8）: 4687-92.
3. Moskowitz MA, Macfarlane R. Neurovascular and molecular mechanisms in migraine headaches. *Cerebrovasc Brain Metab Rev*. 1993; 5（3）: 159-77.
4. 石崎公郁子，竹島多賀夫．【ペインクリニシャンのための頭痛診療】片頭痛　片頭痛の発生機序．ペインクリニック．2015; 36（別冊春）: S111-S22.
5. 竹島多賀夫．片頭痛の発症機序．In: 辻省次，鈴木則宏, editor．アクチュアル脳・神経疾患の臨床　頭痛のすべて．東京：中山書店；2011．p.74-84.
6. 慢性頭痛の診療ガイドライン作成委員会．慢性頭痛の診療ガイドライン 2013：II 片頭痛　2．急性期治療．In: 日本神経学会・日本頭痛学会編．医学書院, 2013. pp114-144.
7. 竹島多賀夫．急性期治療．In: 平田幸一, 五十嵐久佳, 清水俊彦, 竹島多賀夫, editor. 症例から学ぶ戦略的片頭痛診断・治療．南山堂, 2010. pp245-254.
8. 竹島多賀夫．急性期治療薬を知り尽くす．In: 頭痛治療薬の考え方，使い方　第2版．中外医学社, 2016. pp29-116.
9. Goadsby PJ, Lipton RB, Ferrari MD. Migraine--current understanding and treatment. *N Engl J Med*. 2002; 346（4）: 257-270.
10. 竹島多賀夫, 佐久間研司, 中島健二．【頭痛診療の進歩と課題】トリプタンの使い方と注意点．日本医師会雑誌　2008; 136: 2186-2189.
11. Olesen J, Diener HC, Schoenen J, et al. No effect of eletriptan administration during the aura phase of migraine. *Eur J Neurol*. 2004; 11（10）: 671-677.
12. 五十嵐久佳．月経と片頭痛．In: 辻省次, 鈴木則宏, eds. アクチュアル脳・神経疾患の臨床　頭痛のすべて．中山書店, 2011. pp125-132.
13. 慢性頭痛の診療ガイドライン作成委員会．II-2-12 月経時片頭痛の診断および治療 In: 日本神経学会・日本頭痛学会編．慢性頭痛の診療ガイドライン 2013．医学書院, 2013. pp142-144.
14. 稲垣美恵子．月経関連片頭痛，純粋月経時片頭痛の治療戦略．In: 竹島多賀夫, editor. 頭痛治療薬の考え方，使い方　第2版．中外医学社, 2016. pp220-224.
15. Ferrari MD, Roon KI, Lipton RB, et al. Oral triptans (serotonin 5-HT (1B/1D) agonists) in acute migraine treatment: a meta-analysis of 53 trials. *Lancet*. 2001; 358（9294）: 1668-1675.
16. Thorlund K, Mills EJ, Wu P, et al. Comparative efficacy of triptans for the abortive treatment of migraine: a multiple treatment comparison meta-analysis. *Cephalalgia*. 2014; 34（4）: 258-267.
17. 日本頭痛学会編．慢性頭痛の診療ガイドライン．医学書院, 2006. pp1-227.
18. 竹島多賀夫, 今村恵子, 中島健二．片頭痛急性期治療の実際―急性期治療にベストはあるのか？　*診断と治療*. 2007; 95（4）: 559-565.
19. Voss T, Lipton RB, Dodick DW, et al. A phase IIb randomized, double-blind, placebo-controlled trial of ubrogepant for the acute treatment of migraine. *Cephalalgia*. 2016; 36（9）: 887-898.
20. 慢性頭痛の診療ガイドライン作成委員会．II 片頭痛　3．予防療法．In: 日本神経学会・日本頭痛学会編．慢性頭痛の診療ガイドライン 2013．医学書院, 2013. pp145-187.
21. Katsarava Z, Schneeweiss S, Kurth T, et al. Incidence and predictors for

chronicity of headache in patients with episodic migraine. *Neurology*. 2004; 62 (5): 788-790.
22. 竹島多賀夫. 薬物乱用頭痛, 慢性連日性頭痛 (慢性片頭痛, 変容片頭痛, 慢性緊張型頭痛). In: 鈴木則宏, editor. 頭痛診療ハンドブック. 中外医学社, 2009. pp200-224.
23. 竹島多賀夫. 片頭痛治療 Update 片頭痛発作予防薬. 臨床神経学. 2012; 52 (11): 973-975.
24. Ayata C, Jin H, Kudo C, et al. Suppression of cortical spreading depression in migraine prophylaxis. *Annals of Neurology*. 2006; 59 (4): 652-661.
25. Tomkins GE, Jackson JL, O'Malley PG, et al. Treatment of chronic headache with antidepressants: a meta-analysis. *Am J Med*. 2001; 111 (1): 54-63.
26. Tronvik E, Stovner LJ, Helde G, et al. Prophylactic treatment of migraine with an angiotensin II receptor blocker: a randomized controlled trial. *JAMA*. 2003; 289 (1): 65-69.
27. Diener HC, Dodick DW, Aurora SK, et al. OnabotulinumtoxinA for treatment of chronic migraine: results from the double-blind, randomized, placebo-controlled phase of the PREEMPT 2 trial. *Cephalalgia*. 2010; 30 (7): 804-814.

緊張型頭痛

　緊張型頭痛は一次性頭痛の中で最もありふれたタイプの頭痛である。一般集団における年間有病率は約20〜30%，生涯有病率は30〜78%である[1]。頭痛は数10分〜数日間持続し，両側性のことが多く，圧迫感または締め付け感が主体である。軽度〜中等度の痛みで，日常的な動作により頭痛が増悪しない。重度の悪心や嘔吐は伴わない。頭痛の頻度（頭痛日数）により，稀発反復性，頻発反復性，慢性に分類する。各々頭蓋周囲の圧痛を伴うものと伴わないものに細分類される（表1）。片頭痛との厳密な区別は困難なケースも少なくない。

　稀発反復性緊張型頭痛は，身体的あるいは精神的ストレスに対する反応として誰にでもおこりうる現象である。身体的ストレスには，長時間の同一姿勢，不自然な姿勢，PCや電子デバイスの使用，眼精疲労などが含まれる。患者本人がストレスと感じていない場合もある。

　慢性緊張型頭痛は生活の質（QOL）を大きく低下させ，高度の障害を惹き起こす深刻な疾患であり，神経生物学的な異常を伴う病態が存在すると考えられている。

　緊張型頭痛では非拍動性の頭痛が主体である。このほか，頸部痛，肩こり，めまい感，浮遊感を伴うことが多いが，特異性は乏しい。これらの症候は片頭痛でもしばしばみられる。

■ 緊張型頭痛の診断

　二次性頭痛を除外するために，神経学的診察（神経学的検査）は必ず実施する。また，必要があれば脳MRI，脳CTなどの画像検査を実施する。慢性硬膜下血腫はしばしば緊張型頭痛と診断されている。全身疾患に伴う頭痛も緊張型頭痛様となりやすいので，検血，一般生化，甲状腺ホルモンはチェックしておくほうがよい。くも膜下出血や髄膜炎，脳炎，癌性髄膜症を考慮する場合は髄液検査が必要である[2]。通常，定期的な脳画像検査は不要であるが，年余にわたる慢性頭痛患者では，緊張型頭痛の特徴に合致していても二次性頭痛が潜んでいる可能性を考慮してfollowする。

表1 緊張型頭痛（Tension-type headache：TTH）の分類（ICHD-3β）

2.1	稀発反復性緊張型頭痛（Infrequent episodic tension-type headache）
2.1.1	頭蓋周囲の圧痛を伴う稀発反復性緊張型頭痛
2.1.2	頭蓋周囲の圧痛を伴わない稀発反復性緊張型頭痛
2.2	頻発反復性緊張型頭痛（Frequent episodic tension-type headache）
2.2.1	頭蓋周囲の圧痛を伴う頻発反復性緊張型頭痛
2.2.2	頭蓋周囲の圧痛を伴わない頻発反復性緊張型頭痛
2.3	慢性緊張型頭痛（Chronic tension-type headache）
2.3.1	頭蓋周囲の圧痛を伴う慢性緊張型頭痛
2.3.2	頭蓋周囲の圧痛を伴わない慢性緊張型頭痛
2.4	緊張型頭痛の疑い（Probable tension-type headache）
2.4.1	稀発反復性緊張型頭痛の疑い
2.4.2	頻発反復性緊張型頭痛の疑い
2.4.3	慢性緊張型頭痛の疑い

　緊張型頭痛の診断はICHD-3βに沿って行う。1ヵ月の平均頭痛日数が，1〜14日を頻発反復性緊張型頭痛とする。表2に診断基準を示した。これより頻度が少ないものは稀発反復性緊張型頭痛，15日以上であれば慢性緊張型頭痛とする。緊張型頭痛の診断のポイントは，二次性頭痛が否定できており，片頭痛の特徴をもたない頭痛であるということである。すなわち，日常動作で悪化しない，悪心，嘔吐，音過敏，光過敏を伴わないことが重要である。反復性緊張型頭痛は前兆のない片頭痛に伴いやすいが，合併しているかどうかは，頭痛ダイアリーを用いて特定する必要がある。正しい治療を選択し，薬剤の使用過多による頭痛（薬物乱用頭痛）の発症を防止するためにも，片頭痛と緊張型頭痛が正しく区別出来るように患者を教育することも重要である。

■ 緊張型頭痛の治療

　稀発性緊張型頭痛は通常，治療の対象とならない。頭痛が強ければ，鎮痛薬を頓用で使用する。ICHD-3βでは，頻発反復性緊張型頭痛から，稀発反復性緊張型頭痛をあえて区別して分類することで，医学的管理を必要としない人々を分離し，大多数の人々が医療が必要な頭痛疾患を持つ患者として分類される

表2　国際頭痛分類（ICHD-3β）の診断基準（抜粋）

2.2	「頻発反復性緊張型頭痛」の診断基準
A	3ヵ月を超えて，平均して1ヵ月に1－14日（年間12日以上180日未満）の頻度で発現する頭痛が10回以上あり，かつB-Dを満たす
B	30分-7日間持続する
C	以下の4つの特徴のうち少なくとも2項目を満たす 1．両側性 2．性状は圧迫感または締め付け感（非拍動性） 3．強さは軽度から中等度 4．歩行や階段の昇降のような日常的な動作により増悪しない
D	以下の両方を満たす 1．悪心や嘔吐はない 2．光過敏や音過敏はあってもどちらか一方のみ
E	他に最適なICHD-3の診断がない
2.2.1	「頭蓋周囲の圧痛を伴う頻発反復性緊張型頭痛」の診断基準
A	頭痛は，2.2「頻発反復性緊張型頭痛」の診断基準を満たす
B	触診により頭蓋周囲の圧痛が増強する
2.2.2	「頭蓋周囲の圧痛を伴わない頻発反復性緊張型頭痛」の診断基準
A	頭痛は，2.2「頻発反復性緊張型頭痛」の診断基準を満たす
B	触診により頭蓋周囲の圧痛が増強しない

ことを避けるという意図がある旨が記載されている。治療の必要がない稀発反復性緊張型頭痛患者が受診する場合の多くは，二次性頭痛の除外のための検査を望んでいる。正確な頭痛診断を与えることが，患者のニーズをみたし，頭痛の軽減にもつながる。

　頻発反復性緊張型頭痛で，頭痛の持続時間が数時間以上あれば，鎮痛薬やNSAIDsを使用する。アスピリン（300～1000mg），アセトアミノフェン（500～1000mg），ロキソプロフェン，ジクロフェナックなどが使用される。ベンゾジアゼピンの連用は避ける方がよいが，頓用でNSAIDsと併用すると効果が高まる[3]。ロキソプロフェン，ジクロフェナクは頭痛，緊張型頭痛に対する保険適用が無いが，医療課長通知により保険診療上の使用が認められている。緊張型頭痛では頚肩腕症候群を併発していることが多い。頚肩腕症候群は主要なNSAIDsの適応症となっている。緊張型頭痛の患者に漫然と鎮痛薬，NSAIDsを長期連用すると，薬剤の使用過多による頭痛（薬物乱用頭痛）を

誘発することがある。鎮痛薬の使用は月に5日程度までに留めるように指導する。

　反復性でも頭痛日数が月に10日以上あるような場合や，慢性緊張型頭痛では予防療法を行う。三環系抗うつ薬，アミトリプチリンの有効性には良質のエビデンスがある[4]。ただし認容性が悪く，口渇，眠気，脱力などがおこりやすい。このため，小量から開始し，ゆっくり漸増する。5mg（0.5錠）程度から開始し，2週毎に10mg，15mgと増量し，30mg程度まで使用する。低用量で効果があればそれ以上増量する必要はない。3ヵ月しても効果が不十分であれば，さらに増量することもある（通常，60mg程度まで）。症例によってはさらに高用量を用いることがあるが，心毒性に注意する。イミプラミン，クロミプラミンもほぼ同様の効果が期待できる。四環系抗うつ薬も一定の効果が期待できる。SSRI，SNRI，NaSSAなど新しい抗うつ薬は，忍容性にすぐれており三環系抗うつ薬の代替として使用されているが，有効性のエビデンスはまだ不十分である。いずれの抗うつ薬も緊張型頭痛の保険適用は未承認であるが，アミトリプチリンは医療課長通知により，緊張型頭痛，片頭痛に対する適応外使用が認められている。

　長時間の同一姿勢の保持や筋緊張が，頭痛の誘因になることがある。このため適切に筋緊張をほぐす認知行動療法や，バイオフィードバック療法，運動療法も行われている。自律訓練法は全身の筋緊張を解く訓練であり，漸進的筋弛緩法は，筋を緊張させた後にリラックスさせる訓練を行う。筋電図による筋収縮をモニターしながらこれらの訓練を行うバイオフィードバックが有用である。頭痛体操は副作用が皆無で，低コストかつ簡便な治療法である。頭部と頸部を支えている筋肉のストレッチにより頭痛を緩和する方法が推奨されている[4,5]。

文献

1. 慢性頭痛の診療ガイドライン作成委員会. III 緊張型頭痛　3　どの程度の緊張型頭痛患者が存在するのか．またその危険因子や誘因・予後はどうか．本当の緊張型の数は．In: 日本神経学会・日本頭痛学会編．慢性頭痛の診療ガイドライン 2013. 医学書院，2013. pp194-195.
2. 竹島多賀夫，菊井祥二．緊張型頭痛．In: 水澤英洋，鈴木則宏，編．今日の神経疾患治療指針 第2版．医学書院，2013. pp673-675.

3. Hirata K, Tatsumoto M, Araki N, et al. Multi-center randomized control trial of etizolam plus NSAID combination for tension-type headache. *Intern Med*. 46: 467-472, 2007.
4. 慢性頭痛の診療ガイドライン作成委員会．III 緊張型頭痛 8 緊張型頭痛の予防治療はどのように行うか．In: 日本神経学会・日本頭痛学会編．慢性頭痛の診療ガイドライン 2013．医学書院，2013．pp206-208．
5. 慢性頭痛の診療ガイドライン作成委員会．III 緊張型頭痛 9 緊張型頭痛の治療法で薬物療法以外にどのようなものがあるか．In: 日本神経学会・日本頭痛学会編．慢性頭痛の診療ガイドライン 2013．医学書院，2013．pp209-211．

コラム

気圧と片頭痛

　天気が悪いと頭痛がひどくなるという頭痛患者が多い。沖縄に台風がくると，大阪や東京にいる患者の頭痛が始まるとの主張をきくこともある。

　気圧変化により頭痛の警報を出すようなアプリも評判になっている。

　片頭痛は脳神経の疾患である。気圧変化が片頭痛の誘因となるとすれば，わずかな気圧の変化を人体が感知し，その情報がなんらかの形で脳に伝達される必要がある。わずかな気圧変化を感知する人体組織がどこに存在するのかということについて，内耳の圧受容体と想像するが，文献上にも，また，学会等の議論でも明確な説明を聞いたことがない。しかしながら，日々，頭痛患者の話を聞いていると気圧変化と頭痛の発生の関連は気のせいだけではないと思えるのである。

三叉神経・自律神経性頭痛：1）群発頭痛

> 　群発頭痛と類縁疾患は三叉神経・自律神経性頭痛（TACs）としてまとめられている。TACs は群発頭痛，発作性片側頭痛，短時間持続性片側神経痛様頭痛発作，持続性片側頭痛のサブタイプに分類されている（表1）。
> 　TACs は，いずれも一側性で，頭痛と同側に顕著な頭部副交感神経系の自律神経症状を呈する。脳機能的画像研究により，これらの症候群では三叉神経—副交感神経反射が活性化と二次的な頭部交感神経系機能異常が示唆されている。

群発頭痛

　群発頭痛は一側性の眼周囲〜前頭部，側頭部にかけての激しい頭痛が数週から数ヵ月の期間群発する。夜間，睡眠中に頭痛発作が起こりやすく，男性に多い。群発頭痛は頭痛発作が群発することが頭痛名の由来であるが，現在では頭痛の性状と随伴症状に主眼が置かれており，1年以上寛解期のないものは慢性群発頭痛としている。群発頭痛は一度経験すれば，典型例の診断は容易である。しかしながら，実際には多くの患者が正確な診断を受けるまでに複数の診療科，医療機関を受診し，かなりの年月を要しているとされている。一方，最近は患者自身がインターネット等で情報を入手し群発頭痛の自己診断をし，頭痛外来を探して来院するケースも増えてきた。群発頭痛の痛みは激烈で，群発頭痛患者は発作時に痛みから逃れるために自殺しようと考える程であるとされている。速やかに正確な診断を行い，ただちに適切な治療が開始されなければならない。

　群発頭痛の診断は ICHD-3β の診断基準に沿って行う（表2）。群発頭痛の発生機序の詳細は不明であるが，視床下部の異常と三叉神経血管系の活性化が原因と考えられている[1,2]。

　群発頭痛の有病率は10万人あたり56〜401人とされている[3]。最近の調査で

表1 三叉神経・自律神経性頭痛（Trigeminal autonomic cephalalgias: TACs）のサブタイプ，サブフォーム（ICHD-3β）

3.1	群発頭痛（Cluster headache）
3.1.1	反復性群発頭痛（Episodic cluster headache）
3.1.2	慢性群発頭痛（Chronic cluster headache）
3.2	発作性片側頭痛（Paroxysmal hemicrania）
3.2.1	反復性発作性片側頭痛（Episodic paroxysmal hemicrania）
3.2.2	慢性発作性片側頭痛（Chronic paroxysmal hemicrania:CPH）
3.3	短時間持続性片側神経痛様頭痛発作（Short-lasting unilateral neuralgiform headache attacks）
3.3.1	結膜充血および流涙を伴う短時間持続性片側神経痛様頭痛発作（Short-lasting unilateral neuralgiform headache attacks with conjunctival injection and tearing: SUNCT）
3.3.1.1	反復性 SUNCT（Episodic SUNCT）
3.3.1.2	慢性 SUNCT（Chronic SUNCT）
3.3.2	頭部自律神経症状を伴う短時間持続性片側神経痛様頭痛発作（Short-lasting unilateral neuralgiform headache attacks with cranial autonomic symptoms:SUNA）
3.3.2.1	反復性 SUNA（Episodic SUNA）
3.3.2.2	慢性 SUNA（Chronic SUNA）
3.4	持続性片側頭痛（Hemicrania continua）
3.4.1	持続性片側頭痛，寛解型（Hemicrania continua, remitting subtype）
3.4.2	持続性片側頭痛，非寛解型（Hemicrania continua, unremitting subtype）
3.5	三叉神経・自律神経性頭痛の疑い（Probable trigeminal autonomic cephalalgia）
3.5.1	群発頭痛の疑い（Probable cluster headache）
3.5.2	発作性片側頭痛の疑い（Probable paroxysmal hemicrania）
3.5.3	短時間持続性片側神経痛様頭痛発作の疑い（Probable short-lasting unilateral neuralgiform headache attacks）
3.5.4	持続性片側頭痛の疑い（Probable hemicrania continua）

表2 群発頭痛の診断基準（ICHD-3β）

3.1	**「群発頭痛」の診断基準**
A	B～Dを満たす発作が5回以上ある
B	未治療の場合，重度～きわめて重度の一側の痛みが眼窩部，眼窩上部または側頭部のいずれか1つ以上の部位に15～180分間持続する
C	以下の1項目以上を認める 1．頭痛と同側に少なくとも以下の症状あるいは徴候の1項目を伴う 　a）結膜充血または流涙（あるいはその両方） 　b）鼻閉または鼻漏（あるいはその両方） 　c）眼瞼浮腫 　d）前額部および顔面の発汗 　e）前額部および顔面の紅潮 　f）耳閉感 　g）縮瞳または眼瞼下垂（あるいはその両方） 2．落ち着きのない，あるいは興奮した様子
D	発作時期の半分以上においては，発作の頻度は1回/2日～8回/日である
E	ほかに最適なICHD-3の診断がない
3.1.1	**「反復性群発頭痛」の診断基準**
A	3.1「群発頭痛」の診断基準を満たす発作があり，発作期（群発期）が認められる
B	未治療の場合に7日～1年間続く群発期が，1ヵ月以上の寛解期をはさんで2回以上ある
3.1.2	**「慢性群発頭痛」の診断基準**
A	3.1「群発頭痛」の診断基準を満たす発作があり，Bを満たす
B	1年間以上発作が起きており，寛解期がないか，または寛解期があっても1ヵ月未満である

は，男女差が縮小してきて女性の群発頭痛も稀ではないとされている[4]。群発頭痛患者は，体型や顔貌が男性的でライオン顔（the leonine face）であると記載されている[5]。その目で患者の顔を観察すると，頷けるケースも少なくない。性ホルモンの関与が推定されている。

　頭痛は，前述のごとく，片側性で，眼窩から前頭部，こめかみ，側頭部の激痛である。同側の頬部や顎にも痛みが放散する。痛みの性状は，「えぐられる」，「突き刺される」，「焼ける」，などと表現される。「目の奥と目の周りをペンチで締め付けられているようだ」と表現する患者もあった。痛みの程度を客

観的に比較することは困難であるが，群発頭痛患者で腎結石や分娩時の疼痛を経験した患者は，群発頭痛の方が痛かったと述べている．

1回の頭痛発作は15～180分（大部分は30～90分）続き，2日に1回～1日8回（大部分は1日に1～3回）の頻度で起こる．片頭痛でみられるような前兆や予兆，警告症状を伴わず突然頭痛が始まる患者が多いが，閃輝暗点などの前兆がある例も報告されている．

頭痛発作は夜間に多いが，日中や昼寝時にも起こる．1日の発作回数が少ない患者では毎日，ほぼ同時刻に起こる傾向がある．反復性群発頭痛では群発期が年に1～2回から数年に1回の頻度で繰り返される．群発期が過ぎて寛解期になると頭痛はまったく起こらない．発症早期は毎年春先に群発期が来るというふうに，一年のうちの決まった季節に起こる傾向があるが経過とともに不明瞭となることが多い．

片頭痛とは対照的に群発頭痛患者は発作時に静かに休んでいることができず，不穏状態を呈するケースが多い．痛む部分を手で押さえたり，氷で冷やしたりしながら，歩き回ったり，座って体を前後に動かしている．壁に頭を打ちつける患者もある．この間，通常の活動（仕事，家事）を行うことは不可能である．時に大声を出したり，暴言を吐く者もあるが，暴力行為は稀である．睡眠中に発作が起こりやすいため，患者は発作を恐れて眠らないように努力して睡眠不足に陥ることがある．短期的には発作回数が減少することもあるが，睡眠不足は多くの場合，日中の居眠りとこれに伴う頭痛発作を誘発するので勧められない．

群発期はほぼ例外なくアルコール飲料により頭痛発作が誘発される．また，酸化窒素（NO）供与体であるニトログリセリンは三叉神経血管系を刺激して群発頭痛を誘発する．その他，ヒスタミン，昼寝，ストレス，天候の変化，暑さ，空腹などが患者によっては誘因になりうるが必ずしも一定したものではない．群発頭痛患者は，大酒家，ヘビースモーカーが多いとされている．

診断は，適切な問診と診察，必要に応じて画像検査，血液検査，髄液検査などの補助検査を実施して行う．

ICHD-3βの診断基準の「E. ほかに最適なICHD-3の診断がない」に関し，器質疾患の否定が最も注意を要する．症候学的には群発頭痛と区別ができない頭痛が，下垂体腫瘍，副鼻腔炎，三叉神経腫瘍，脳血管奇形などの器質病変に

より起こった例が報告されている。

以下，主要な鑑別すべき疾患のポイントを列記する。

緑内障発作は激しい眼痛の他，悪心，嘔吐，霧視，視力低下，結膜充血などをきたす。

内耳炎，中耳炎，真珠腫では側頭部から後頭部の頭痛に加え，耳痛と膿性滲出液を伴う。副鼻腔炎は通常副鼻腔周囲の発赤と圧痛を認める。前頭洞炎では前頭部の頭痛をきたす。群発頭痛の鼻汁は水様であるが，副鼻腔炎では膿性である。膿性歯周囲炎，齲歯で同側の頭痛，顔面痛をきたしうる。顎関節症でも顎からの放散痛や顎運動に伴う疼痛がおこる。顎の可動域減少があれば顎関節の検索が必要である。

Tolosa-Hunt 症候群は海綿静脈洞付近の炎症性肉芽腫により，眼痛，頭痛と外眼筋麻痺が出現する。そのほか，眼窩先端症候群，海綿静脈洞症候群，海綿静脈洞瘻などでも類似の症状が出現する。Raeder 症候群（paratrigeminal neuralgia）は中頭蓋窩 Gasser 神経節（三叉神経節）近傍，及び，傍鞍部の腫瘍，炎症，外傷，動脈瘤などにより一側の眼窩部拍動性激痛と同側の発汗障害を伴わない不全型 Horner 症候群（縮瞳＋眼瞼下垂）を呈する症候群である。症候学的には群発頭痛にきわめて類似している。片頭痛や群発頭痛による Raeder 症候群としての報告が過去になされているが，現在では Raeder 症候群は三叉神経節近傍の病変によるものと理解されており片頭痛，群発頭痛とは区別している。

群発頭痛の治療

群発頭痛の治療は，患者教育，頭痛発作時の対症療法（急性期治療），及び予防療法をうまく組み合わせて行うことがポイントである[1, 6-9]。

1） 患者教育

群発頭痛のためにはじめて受診した患者には，群発頭痛に関する正しい情報を伝える必要がある。各々の頭痛発作には対症的な治療法があること，頭痛期の予防療法により頭痛発作の回数や程度が軽減できること，しかしながら，現時点では頭痛期を短縮しうる確実な治療法はないことを理解させる。頭痛期に

は，ほぼ例外なくアルコールが頭痛発作を誘発するので頭痛期の間は禁酒を指導する。食事に関しては，禁酒以外は通常どおりでよい。日常生活では，入浴が頭痛を誘発することがあり，誘因になるケースではシャワーのみにする等の指導を行う。

2） 急性治療

　頭痛発作は急に起こり，1回の持続時間は多くの症例で60～90分と比較的短いので，すみやかな効果発現が得られる治療法が必要である。第一選択はスマトリプタンの皮下注射と酸素吸入である。スマトリプタンの点鼻も有効である。経口トリプタンは，発作時間が1時間未満の例ではメリットがない。通常のNSAIDsは無効である。

　群発頭痛発作時にスマトリプタンの皮下注射を行うと，ほぼ全例で頭痛が軽減し，約8割の患者では注射後15分以内に頭痛が消失する[10]。海外では1回6 mgが用いられているが，わが国では3 mgが認可されている。患者自身による自己注射が可能である。わが国における7000例の臨床経験による調査でスマトリプタン注射剤は，錠剤，点鼻と同様に高い有効性と安全性が確認されている[11]。スマトリプタン点鼻薬（20mg）の二重盲検ランダム化比較試験では，30分以内に57％で頭痛の軽減がえられた。有効性の観点からは自己注射キットのほうが点鼻薬よりすぐれている。5～10mgの経口ゾルミトリプタンが群発頭痛発作の急性治療に有効との報告がある[12]。リザトリプタンは即効性があり，群発頭痛に広く処方されているが，群発頭痛急性期治療における明確なエビデンスはない。エレトリプタン，ナラトリプタンは短期予防の有用性のデータが報告されている。なお，点鼻薬，トリプタン経口錠は群発頭痛には保険適用外である。

　酸素吸入は，古くから実施されてきた方法である。マスクで純酸素7～10L/分を15分間吸入すると70％の患者で15分以内に頭痛が消失する[13]。吸入は坐位でやや前かがみの姿勢で行うのがよいとされている。二重盲検試験により有用性が示されている[14]。低濃度の酸素（2 L/分）や，スポーツ時の携帯用に市販されている酸素スプレーは無効である。在宅酸素療法の健保適用は認められていないが，在宅酸素療法のシステムを私費で利用して，自宅や職場に医療用の酸素ボンベ，酸素濃縮機を設置することが可能である。

この他，リドカイン，コカイン，エルゴタミンが有効との記載がある[7]。ソマトスタチンのアナログであるオクトレオチドを用いたプラセボ対照二重盲検試験で有効であったと報告されている。

3） 群発期の予防療法

群発頭痛治療に群発期の予防療法は必須である。群発頭痛の発作はほとんど毎日繰り返され，1回の頭痛発作は短時間であるため，前述の如く頓挫薬のみでは十分な治療が困難であるからである。なお，寛解期には予防療法を行っても，次の群発期の発現を予防することはできないので，群発期が終われば，予防薬は休薬する。

・群発期における一時的予防療法（transitional prophylaxis）

群発期にはプレドニゾロンの予防投与が有効である。ただし群発期の全期間を通して投与すると副作用が問題となるので，短期間の使用に留める。維持的予防療法の効果が発現するまでの，一時しのぎ的な役割で使用する。プレドニゾロン40〜80mgで開始してピークの用量で3〜10日治療し，10〜30日程度で漸減する投与法が多く記載されている。筆者は標準的な症例では，プレドニゾロン40〜60mg/日，分2，朝夕で1週間，次いで，20〜30mg分2で4日間，最後に10〜15mg夕1回，3日間で中止とし，プロトンポンプ阻害薬等を適宜併用している。頭痛発作の頻度や，これまでの治療経緯，以前の群発期の状況を勘案して，投与量，投与期間を検討するが，ステロイドは原則2週程度の使用としている。プレドニンは多くのケースで奏功するが，減量にともない頭痛が出現あるいは増加してくるので，必ず他の維持的予防療法薬と組み合わせて使用する。コルチコステロイドの静注も効果が期待できる。数日の静注後に経口ステロイドを追加する方法や，高用量のメチルプレドニゾロン（30mg/kg，3時間で投与）の単回投与の報告などがある[15]。

・維持的予防療法

維持的予防療法は群発頭痛の全群発期を通して行う治療で，群発期の初期からステロイド製剤などと同時に開始しステロイドを中止した後も群発期が終るまで使用する薬剤である。

ベラパミルが群発頭痛の維持的予防療法の第1選択であり，事実上の国際標準の治療薬となっている。48例の反復性および慢性群発頭痛患者における非盲検試験[16]で33例（69％）に有効であったと報告されている。反復性群発頭痛に対して行われてた二重盲検プラセボ対照試験では，各群15人の被験者がプラセボ又はベラパミル360mg/日，分3内服にランダム割り付けされた[17]。2週間の治療により，ベラパミル群の80％は発作頻度が50％以下になり，4例は発作が消失した。ベラパミルは比較的早く効果が発現しており，レスポンダーの約半数は投与開始1週以内に相当な改善を呈し，残り半分も第2週には効果がみられた。一方，プラセボ群では，頭痛頻度が50％以下になったケースは一例もなかった。さらに，慢性群発頭痛においてベラパミル360mg/日とリチウム900mg/日を比較した8週間の二重盲検試験では，両群とも頭痛指数と鎮痛薬の使用頻度が同程度に減少したが，ベラパミルのほうが効果発現が早かったと報告されている。

Tfelet-Hansenらの報告[18]では，ベラパミル360mg/日を開始用量とし，効果と副作用を確認し，ECGをモニターしながら2週毎に80mgづつ増量することを推奨しており，通常のピーク用量は720～960mg/日である。一方，多くの患者で実際には200～480mg/日が用いられているとの記載もある[19]。わが国では，120mg/日（ワソラン40mg錠，3錠/日，分3）で開始して，240mg（6錠）程度まで増量し維持量とし，効果が不十分であれば徐脈など心抑制に注意しながら360mg/日（9錠）まで増量するのが実際的である。副作用としては，高用量では，便秘がほぼ必発である。その他，めまい感，浮腫，悪心，食欲不振，疲労感，低血圧，徐脈などに注意を要する。長期使用する場合には，歯肉肥厚についても注意が必要である[6]。わが国ではベラパミルは群発頭痛の保健適用はないが，厚労省医療課長通知により，適応外使用が認められている。多くの都道府県で6錠/日までの使用が保険診療の範囲内として認められているようである。

塩酸ロメリジンは片頭痛治療薬としてわが国で使用されている。群発頭痛の予防効果に関するエビデンスは乏しいが，ある程度の効果があると考えられており，使用されている。

バルプロ酸（500～2000mg/日），トピラマート（50～200mg/日）は第2選択薬として使用されている。リチウムは躁状態に使用される薬剤で，慢性群発

頭痛に対する有効性が示されているが，反復性群発頭痛に対するエビデンスは不十分である。

0.4〜0.8mEq/Lの目標治療血清リチウム濃度を得るためには，600〜900mg/日の投与が必要である。リチウムは安全域の狭い薬剤であるため，腎機能，甲状腺機能をチェックし，投与中はリチウムの血中濃度のモニターを実施する。副作用には，下痢，振戦，多尿などがある。リチウム中毒の徴候として，悪心，嘔吐，下痢，錯乱，眼振，錐体外路徴候，運動失調，けいれんなどに注意する。その他，メラトニン，ガバペンチン，バクロフェンなどが有効との報告がある[8]。

インドメタシンを含めNSAIDsは発作時の投与も，予防的投与も効果がない。群発頭痛の典型例において，インドメタシンを使用する意義は乏しいが，発作性片側頭痛や持続性片側頭痛などのインドメタシン反応性頭痛との鑑別が問題となる非典型例では，インドメタシンへの反応性を確認する意味も含めて短期間試みておいてもよい。消化器症状に注意しながら，50〜75mg/日を投与する。5日間投与して効果が無ければ中止する。著効した場合は，インドメタシン反応性頭痛の可能性を再度検討する必要がある。

最近，非侵襲的頸部迷走神経刺激（nVNS）による治療の試みが報告されている。PREVA研究[20]では慢性群発頭痛に対し，標準治療にnVNSを追加すると頭痛発作の回数が有意に減少し，スマトリプタンの使用頻度，酸素吸入の頻度が有意に減少したとされている。重篤な有害事象はなく，今後の展開が期待されている。

さらに，ACT 1研究[21]では，群発頭痛の発作急性期治療としてnVNSの効果が評価されており，反復性群発頭痛における治療反応率が偽治療群と比較して有意に高かった（34.2% vs 群10.6%; $P=.008$）。ただし，慢性群発頭痛では有意差がなかったとしている。

文献

1. Dodick DW, Rozen TD, Goadsby PJ, et al. Cluster headache. Cephalalgia. 2000; 20 (9): 787-803.
2. Leone M, Bussone G. Pathophysiology of trigeminal autonomic cephalalgias. Lancet Neurol. 2009; 8 (8): 755-764.
3. 慢性頭痛の診療ガイドライン作成委員会. IV 群発頭痛 3. 群発頭痛およびその他

の三叉神経・自律神経性頭痛にはどの程度の患者が存在するか．危険因子，増悪因子にはどのようなものが存在するか．In: 日本神経学会・日本頭痛学会編．慢性頭痛の診療ガイドライン 2013. 医学書院，2013. pp221-222.
4. Imai N, Yagi N, Kuroda R, et al. Clinical profile of cluster headaches in Japan: low prevalence of chronic cluster headache, and uncoupling of sense and behaviour of restlessness. Cephalalgia. 2011; 31 (5): 628-633.
5. Sjaastad O, Salvesen R, Antonaci F. Headache research strategy [editorial]. Cephalalgia. 1987; 7:1-6.
6. Ashkenazi A, Schwedt T. Cluster headache--acute and prophylactic therapy. Headache. 2011; 51 (2): 272-286.
7. 慢性頭痛の診療ガイドライン作成委員会．IV 群発頭痛 5．群発頭痛急性期（発作期）治療薬にはどのような薬剤があり，どの程度有効か．In: 日本神経学会・日本頭痛学会編．慢性頭痛の診療ガイドライン 2013. 医学書院，2013. pp226-228.
8. 慢性頭痛の診療ガイドライン作成委員会．IV 群発頭痛 6．群発頭痛発作期の予防療法にはどのような薬剤があり，どの程度有効か．In: 日本神経学会・日本頭痛学会編．慢性頭痛の診療ガイドライン 2013. 医学書院，2013. pp229-232.
9. May A, Leone M, Afra J, et al. EFNS guidelines on the treatment of cluster headache and other trigeminal-autonomic cephalalgias. Eur J Neurol. 2006; 13 (10): 1066-1077.
10. The Sumatriptan Cluster Headache Study G. Treatment of acute cluster headache with sumatriptan. N Engl J Med. 1991; 325 (5): 322-326.
11. 竹島多賀夫，五十嵐久佳，濱田潤一，他．薬剤の臨床　スマトリプタン製剤（イミグラン注射剤・錠剤・点鼻液）の片頭痛あるいは群発頭痛に対する市販後調査成績　使用成績調査7,000例の収集情報より．診断と治療．2006; 94 (11): 2149-2168.
12. Bahra A, Gawel MJ, Hardebo JE, et al. Oral zolmitriptan is effective in the acute treatment of cluster headache. Neurology. 2000; 54 (9): 1832-1839.
13. Fogan L. Treatment of cluster headache. A double-blind comparison of oxygen v air inhalation. Archives of Neurology. 1985; 42 (4): 362-363.
14. Cohen AS, Burns B, Goadsby PJ. High-flow oxygen for treatment of cluster headache: a randomized trial. JAMA. 2009; 302 (22): 2451-2457.
15. Antonaci F, Costa A, Candeloro E, et al. Single high-dose steroid treatment in episodic cluster headache. Cephalalgia. 2005; 25 (4): 290-295.
16. Gabai IJ, Spierings EL. Prophylactic treatment of cluster headache with verapamil. Headache. 1989; 29 (3): 167-168.
17. Leone M, D'Amico D, Frediani F, et al. Verapamil in the prophylaxis of episodic cluster headache: a double-blind study versus placebo. Neurology. 2000; 54 (6): 1382-1385.
18. Tfelt-Hansen P, Tfelt-Hansen J. Verapamil for cluster headache. Clinical pharmacology and possible mode of action. Headache. 2009; 49 (1): 117-125.
19. Blau JN, Engel HO. Individualizing treatment with verapamil for cluster headache patients. Headache. 2004; 44 (10): 1013-1018.
20. Gaul C, Diener HC, Silver N, et al. Non-invasive vagus nerve stimulation for PREVention and Acute treatment of chronic cluster headache (PREVA): A randomised controlled study. Cephalalgia. 2016; 36 (6): 534-546.
21. Silberstein SD, Mechtler LL, Kudrow DB, et al. Non-Invasive vagus nerve

stimulation for the acute treatment of cluster headache: findings from the randomized, double-blind, sham-controlled ACT1 study. Headache. 2016; 56(8): 1317-1332.

三叉神経・自律神経性頭痛：2）群発頭痛以外のTACs

■ 発作性片側頭痛（paroxysmal hemicrania:PH）と持続性片側頭痛（hemicrania continua:HC）

　発作性片側頭痛は，群発頭痛と類似の頭痛および自律神経症状が出現するが，発作の持続時間が群発頭痛より短く2〜30分である。発作頻度は1日に数回以上で，群発頭痛より多い。インドメタシンが絶対的な効果を示すことが特徴である。

　再発と寛解を繰り返す反復性発作性片側頭痛と，1年以上にわたり発作が続く慢性発作性片側頭痛のサブフォームがある（表1）。

　発作性片側頭痛は[1]，Sjaastadtにより，インドメタシンが著効するatypical cluster headacheのnew varietyとして1974年に報告され，その後，症例が蓄積され，概念が整理された。ICHD-3βの診断基準を表1に示した。

　持続性片側頭痛は，片側頭痛が寛解することなく持続し，頭痛の増悪と同側の自律神経症状が出現する。インドメタシンが絶対的な効果を示すことが特徴である。三叉神経自律神経性頭痛に含めることに議論があったが，脳機能画像のデータなどより，TACsのひとつとするべきであると結論され，ICHD-3βでTACsのサブタイプに加えられた。診断基準を表2に示した。発作性片側頭痛，持続性片側頭痛はインドメタシンに対する反応性が診断基準にも含められており，絶対的な効果を示すことが特徴である。ICHD-3βには，経口インドメタシンは最低用量150mg/日を初期投与として使用し，必要があれば225mg/日を上限に増量すると記載されているが，わが国における承認用量は75mg/月までであるため，実際的には75mg/日までの用量で使用，診断されている。多くの例は75mgまでで効果があるが，無効ないし効果が不十分なケースの取り扱いについて様々な工夫がなされている。安全性の観点から一律に海外用量を使用することは推奨されない。診断のためのみに限定して高用量を投与したり，坐薬やブランドの異なる製剤を組み合わせて使用するなどの対処がなされている。また，最近ではインドメタシン以外の薬剤との併用により

表1 発作性片側頭痛の診断基準（ICHD-3β）

3.2	「発作性片側頭痛」の診断基準
A	B～Eを満たす発作が20回以上ある
B	重度の一側性の痛みが，眼窩部，眼窩上部または側頭部のいずれか1つ以上の部位に2～30分間持続する
C	痛みと同側に少なくとも以下の症状あるいは徴候の1項目を伴う 　1．結膜充血または流涙（あるいはその両方） 　2．鼻閉または鼻漏（あるいはその両方） 　3．眼瞼浮腫 　4．前額部および顔面の発汗 　5．前額部および顔面の紅潮 　6．耳閉感 　7．縮瞳または眼瞼下垂（あるいはその両方）
D	発作の頻度は病悩期間の半分以上においては，5回／日以上である
E	発作は治療量のインドメタシンで完全寛解する
F	ほかに最適なICHD-3の診断がない
3.2.1	「反復性発作性片側頭痛」の診断基準
A	3.2「発作性片側頭痛」の診断基準を満たす発作があり，発作期が認められる
B	未治療の場合に7日～1年間続く発作期が，1ヵ月以上の寛解期をはさんで2回以上ある
3.2.2	「慢性発作性片側頭痛（CPH）」の診断基準
A	3.2「発作性片側頭痛」の診断基準を満たす発作があり，Bを満たす
B	1年間以上発作が起きており，寛解期がないか，または寛解期があっても1ヵ月未満である

診断や治療を進める報告もある。

持続性片側頭痛でインドメタシンが使用できないケースにnVNSを試みた報告もなされている[2]。

短時間持続性片側神経痛様頭痛発作

厳密に一側性の中等度～重度の頭痛発作が数秒～数分間持続する。しばしば三叉神経痛と混同されたり，誤診されているが，不応期がないこと，自律神経症状を伴うこと，カルバマゼピンなど三叉神経痛に対する薬物療法が無効であることから，異なる病態の疾患単位と考えられている。眼充血と流涙が著明

な,「結膜充血および流涙を伴う短時間持続性片側神経痛様頭痛発作（SUNCT）」が最初に報告され，類似疾患の報告が蓄積され，現在は3.3「短時間持続性片側神経痛様頭痛発作」のサブフォームとして，SUNCTと「頭部自律神経症状を伴う短時間持続性片側神経痛様頭痛発作（SUNA）」の2つが記載されている。診断基準の抜粋を表2に示した。

表2　短時間持続性片側神経痛様頭痛発作（SUNCT/SUNA）の診断基準（ICHD-3β:抜粋）

3.3	「短時間持続性片側神経痛様頭痛発作」の診断基準
A	B～Dを満たす発作が20回以上ある
B	中等度～重度の一側性の頭痛が，眼窩部，眼窩上部，側頭部またはその他の三叉神経支配領域に，単発性あるいは多発性の刺痛，鋸歯状パターン（saw-tooth pattern）として1～600秒間持続する
C	頭痛と同側に少なくとも以下の頭部自律神経症状あるいは徴候の1項目を伴う 1．結膜充血または流涙（あるいはその両方） 2．鼻閉または鼻漏（あるいはその両方） 3．眼瞼浮腫 4．前額部および顔面の発汗 5．前額部および顔面の紅潮 6．耳閉感 7．縮瞳または眼瞼下垂（あるいはその両方）
D	発作時期の半分以上においては，発作の頻度が1日に1回以上である
E	ほかに最適なICHD-3の診断がない
3.3.1	「結膜充血および流涙を伴う短時間持続性片側神経痛様頭痛発作（SUNCT）」の診断基準
A	3.3「短時間持続性片側神経痛様頭痛発作」の診断基準を満たす発作がある
B	結膜充血および流涙を伴う
3.3.1.1	「反復性SUNCT」の診断基準
A	3.3.1「結膜充血および流涙を伴う短時間持続性片側神経痛様頭痛発作（SUNCT）」の診断基準を満たす発作があり，発作期が認められる
B	7日～1年間続く発作期が，1ヵ月以上の寛解期をはさんで2回以上ある
3.3.1.2	「慢性SUNCT」の診断基準
A	3.3.1「結膜充血および流涙を伴う短時間持続性片側神経痛様頭痛発作（SUNCT）」の診断基準を満たす発作があり，Bを満たす
B	1年間以上発作が起きており，寛解期がないか，または寛解期があっても1ヵ月未満である

表3 TACsの比較表

	群発頭痛	PH	HC	SUNCT
性（男：女）	3：1	1：3	1：1.8	8：1
有病率	0.9%	0.02%	稀	非常に稀
発病年齢（歳）	20〜30	20〜40	20〜30	20〜50
頭痛の性状，程度	刺痛，拍動性	刺痛	圧迫	穿刺様
頭痛の程度	きわめて高度	高度	中等度	中〜高度
部位	眼周囲	眼窩，側頭	半側，側頭部	眼窩，側頭部
発作の持続時間	15〜180分	2〜30分	拍動性かつ持続性で激痛発作が挿間	1〜600秒
発作の頻度	1/2日〜8/日	1〜40/日	持続的	3〜200/日
自立神経症状	++	++	+	+
概日リズム	+	(−)	−	−
アルコールによる誘発	++	+	−	−
インドメタシン反応性	−	++	++	

（May A. Lancet 2005;366(9488):843-855より）

SUNCT：結膜充血および流涙を伴う短時間持続性片側神経痛様頭痛発作
PH： 発作性片側頭痛
HC： 持続性片側頭痛

　いずれも，慢性型と反復型に再分類されている。SUNCT/SUNAはトリプタン，インドメタシンは無効である。きわめて難治の頭痛であるが，リドカインの静注，ラモトリギンの有効性が報告され，治療が可能となりつつある[3, 4)]。

文献

1. Sjaastad O, Dale I. Evidence for a new (?), treatable headache entity. *Headache*. 1974; 14 (2): 105-108.
2. Eren O, Straube A, Schoberl F, et al. Hemicrania continua: beneficial effect of non-invasive vagus nerve stimulation in a patient with a contraindication

for indomethacin. *Headache*. 2017; 57 (2): 298-301.
3. 菊井祥二, 宮原淳一, 杉山華子, 他. 微小血管減圧術が奏効した結膜充血と流涙を伴う難治性の短時間持続性片側神経痛様頭痛発作（SUNCT）の1例. *BRAIN and NERVE: 神経研究の進歩*. 2016; 68 (8): 951-955.
4. 菊井祥二, 宮原淳一, 柏谷嘉宏, 他. リドカイン持続静注が奏効した結膜充血と流涙を伴う短時間持続性片側神経痛様頭痛発作（SUNCT）の1例. *神経内科*. 2015; 82 (3): 314-317.

その他の一次性頭痛

一次性頭痛は片頭痛，緊張型頭痛，群発頭痛に代表される三叉神経・自律神経性頭痛が代表的であるが，これらに属さない一次性頭痛がこのグループに分類できる[1,2]。

ICHD-3βには，表1のような頭痛が掲載されており，大きく4つのカテゴリーに分類されている。第1は，身体的な労作に関連する頭痛で，4.1〜4.4が該当する。第2は，直接の物理的刺激に起因する頭痛（4.5，4.6），第3は，表在性頭痛，すなわち頭皮上の頭部の痛み（4.7，4.8）である。第4が，他の種々の一次性頭痛疾患である（4.9，4.10）。

このグループの多くはあまり深刻ではない頭痛性疾患であるが，適切な鑑別と正確な診断をすることにより患者は安心することができる。たとえば一次性穿刺様頭痛は，しばしば，「原因不明の頭痛で，片頭痛でも三叉神経痛でもない。脳MRIは異常がないから様子をみるしかない」といわれ，心配して頭痛外来を受診する患者が少なくない。病歴を丁寧に聴取し，神経診察を行い，持参したMRI画像を確認した後，国際頭痛分類の該当ページを示しながら，「あなたの頭痛はこの一次性穿刺様頭痛に該当します。頻度が少なければ治療は必要ありません。頻度が多くて辛い場合には鎮痛薬や神経痛に使う薬を少量飲めばかなり軽減すると思います」と説明すると，多くの患者は安心するのである。

1）一次性咳嗽性頭痛

頭蓋内の器質疾患がないのに，咳やいきみ（Valsalva手技）により誘発される頭痛で，突発的に起こる。持続は1秒程度から2時間程度に及ぶ場合まで様々である。

多くは両側性の後頭部の頭痛である。インドメタシンが有効である。

咳嗽性頭痛の約40％は症候性で，大半がアルノルド・キアリ奇形Ⅰ型（Arnold-Chiari malformation type Ⅰ）とされている。脳脊髄液圧低下，頸動脈あるいは椎骨脳底動脈疾患，中・後頭蓋窩の腫瘍，中脳嚢胞，頭蓋底陥入症，扁平頭蓋，硬膜下血腫，脳動脈瘤および可逆性脳血管攣縮症候群（RCVS）が

表1 その他の一次性頭痛疾患（ICHD-3β：抜粋）(Other primary headache disorders)

4.1	一次性咳嗽性頭痛（Primary cough headache）
4.2	一次性運動時頭痛（Primary exercise headache）
4.3	性行為に伴う一次性頭痛（Primary headache associated with sexual activity）
4.4	一次性雷鳴頭痛（Primary thunderclap headache）
4.5	寒冷刺激による頭痛（Cold-stimulus headache）
4.5.1	外的寒冷刺激による頭痛（Headache attributed to external application of a cold stimulus）
4.5.2	冷たいものの摂取または冷気吸入による頭痛（Headache attributed to ingestion or inhalation of a cold stimulus）
4.6	頭蓋外からの圧力による頭痛（External-pressure headache）
4.6.1	頭蓋外からの圧迫による頭痛（External-compression headache）
4.6.2	頭蓋外からの牽引による頭痛（External-traction headache）
4.7	一次性穿刺様頭痛（Primary stabbing headache）
4.8	貨幣状頭痛（Nummular headache）
4.9	睡眠時頭痛（Hypnic headache）
4.10	新規発症持続性連日性頭痛（New daily persistent headache：NDPH）

原因となることが報告されている。

特に小児の咳嗽性頭痛は，症候性を疑い原因精査を行う必要がある。一次性咳嗽性頭痛はこれらの二次性咳嗽性頭痛が否定できた場合に診断する。

2）一次性運動時頭痛

頭蓋内疾患が存在せず，運動によって誘発される頭痛である。

激しい身体的な運動中または運動後にのみ誘発され，持続は48時間未満である。

拍動性の頭痛が多い。運動を控えるよう指導することが多いが，運動前にNSAIDsを内服することで予防できるケースもある。なお，運動によって誘発された片頭痛は，運動時頭痛ではなく，片頭痛と診断する。

3）性行為に伴う一次性頭痛

　性行為により誘発される頭痛である。性的興奮が高まるにつれ両側性の鈍痛として始まり，オルガスム時に突然増強する。くも膜下出血などの頭蓋内疾患の除外診断が必須である。

　以前の文献では，オルガスム前頭痛とオルガスム時頭痛の2つのサブフォームが記載されていたが明確な区別ができないため，ICHD-3βでは統合されている。

　多くは，一過性であるが，1年以上続く例も報告されている。

　性行為前にNSAIDsを服用させる。頻発する例では，Ca拮抗薬やアミトリプチリンが使用されているが，エビデンスは不十分である。

　性行為に伴う一次性頭痛は，どの年齢でも起こり，有病率は女性より男性に多い（1.2～3倍）。性行為の種類とは関係なく起こる。大部分の症例は自律神経症状を伴わない。

　可逆性脳血管攣縮症候群（RCVS）との鑑別が重要であるが，一部の症例では区別が困難なことがある。性交後に起こる体位性頭痛は，脳脊髄液の漏出によるものが含まれており，この場合は特発性低頭蓋内圧性頭痛とする。

4）一次性雷鳴頭痛

　突然雷に打たれたような激しい頭痛がおこるが，頭蓋内の器質疾患が証明されないものである。脳動脈瘤破裂によるくも膜下出血の際の頭痛に類似しており，初回発作は徹底的な精査が必要である。くも膜下出血のほか，頭蓋内出血，脳静脈血栓症，未破裂血管奇形，動脈解離，可逆性脳血管攣縮症候群（RCVS），下垂体卒中の除外診断が必須である。第三脳室コロイド囊胞は頻度は多くないが，雷鳴頭痛をきたすいわゆるレッドフラッグとして頭痛専門医にはよく知られている。

　近年，可逆性脳血管攣縮症候群（RCVS）の診断精度が向上し概念が再構築されてきている。一次性雷鳴頭痛と診断されていたケースの多くは頭痛のみを呈するRCVSではないかと考えられている。一次性雷鳴頭痛が本当にあるのかどうかという議論もある。

少なくとも「一次性雷鳴頭痛の疑い」という診断は控えて，「RCVSの疑い」として精査，経過観察するほうが患者のメリットが多くリスクが軽減できる。診断基準を表2に示した。

表2　一次性雷鳴頭痛の診断基準（ICHD-3β）

A	BおよびCを満たす重度の頭痛
B	突然発症で，1分未満で痛みの強さがピークに達する
C	5分以上持続する
D	ほかに最適なICHD-3の診断がない

5）寒冷刺激による頭痛

「外的寒冷刺激による頭痛」は，極寒に頭部がさらされた際の頭部全体の頭痛である。寒冷刺激除去後30分以内に消失する。

「冷たいものの摂取または冷気吸息による頭痛」はいわゆるアイスクリーム頭痛である。アイスクリームやかき氷を食べたときに，前頭部，側頭部に短時間の頭痛を経験したことがある人が多いであろう。口蓋，咽頭後壁の寒冷刺激が三叉神経領域に疼痛を誘発すると考えられている。片頭痛を有する人におこりやすいとされている。

一般の興味をひく頭痛として，テレビ番組などによく取り上げられる頭痛である。治療法は特にない。通常，医療の対象とはならない頭痛であるが，頭痛発生のメカニズムを考察する際に重要な現象である。末梢の三叉神経の刺激が，実際に刺激された部位以外に「頭痛」として感じられる痛みが発生する現象であり，頭痛発生機序における三叉神経の関与を示唆していると理解される。

6）頭蓋外からの圧力による頭痛

「頭蓋外からの圧迫による頭痛」は，ヘッドバンド，ヘルメット，水泳用ゴーグルの装着などによっておこる頭痛である。頭部の圧迫により誘発され，圧迫解除後1時間以内に消失する。「頭蓋外からの牽引による頭痛」は，圧迫

ではなく牽引による頭痛である。ポニーテール頭痛は，髪をポニーテールにすることにより，頭皮が牽引されておこる頭痛として記載されている。

7）一次性穿刺様頭痛

短時間の頭皮を刺すような痛みを呈する頭痛である。大部分は1回の痛みは3秒以内とされているが，数十秒持続するケースもある。痛みの頻度は1日に数回から100回以上まで様々である。前頭部，側頭部など三叉神経第1枝の領域に痛みがおこることが多いとされていたが，報告により様々で後頭神経領域にもおこる。ICHD-3βの診断基準では神経支配領域についての規定は外されている。痛みが同一の部位に繰り返しおこる場合と移動する場合がある。1か所に限定されている場合は器質疾患や帯状疱疹の鑑別が重要である。

片頭痛のある患者に一次性穿刺様頭痛がおこることがよくある。このような症例では，片頭痛の痛みがいつも起こる部位に穿刺様の痛みが起こりやすい傾向にあるとされている。アイスピック頭痛，jabs and jolts などの名称で記載されることもある。

眼充血，流涙など自律神経症状を伴わない点が，三叉神経自律神経神経性頭痛との鑑別ポイントとなる。

治療はインドメタシンが有効とされている。多くの症例で，インドメタシン以外のNSAIDsも有用である。経験的にはプレガバリンが有用である。文献的にはガバペンチン，アミトリプチリンが有効と報告されている。

8）貨幣状頭痛

頭皮の円形ないし楕円形の部位に限局した頭痛で，明瞭な輪郭があり，痛む部位の大きさと形が一定で，直径は1～6 cm程度のコイン状のものを貨幣状頭痛という。

頭皮のどの場所にも起こりうるが，頭頂部が多い。

頭痛の持続時間は様々で数秒〜数日の痛みを繰り返す例から，慢性的な持続痛を訴えるケースもある。患部に，感覚鈍麻や異常感覚，アロディニアを伴うこともある。痛む部位に脱毛を呈する例もある。治療は確立したものはない

が，アミトリプチリンが使用されることが多い。

9）睡眠時頭痛

睡眠中のみに起こる頭痛で群発頭痛や片頭痛とは異なり特徴的な随伴症状を欠くものである。診断基準は**表3**のとおりである。「目覚まし時計」頭痛（'alarm clock' headache）とも称される。高齢者に多い。頭痛時あるいは眠前のカフェインがある程度有効である。コーヒー，緑茶が有効なケースもある。眠前に少量のリチウム（100～200mg）内服が奏功する。メラトニン，インドメタシンの有効例も報告されている。

表3　睡眠時頭痛の診断基準（ICHD-3β）

A	B～Eを満たす繰り返す頭痛発作がある
B	睡眠中のみに起こり，覚醒の原因となる
C	月に10日以上，3ヵ月を超えて起こる
D	覚醒後15分以上，4時間まで持続する
E	頭部自律神経症状や落ち着きのなさを認めない
F	ほかに最適なICHD-3の診断がない

10）新規発症持続性連日性頭痛（NDPH）

頭痛の初発時の状況を明瞭に想起できる連日性の持続性頭痛である。痛みは，特徴的な性状を欠き，片頭痛様あるいは緊張型頭痛様いずれもあり，また，両者が混在したケースも少なくない。初期の報告は緊張型頭痛様のもののみをNDPHとしていたが，片頭痛様頭痛の症例が多く蓄積され，ICHD-3βでは頭痛に特徴的な性状を欠くと記載されるに至った（**表4**）。

NDPHは，典型的には頭痛の既往がない患者に起こり，発症時から寛解することなく連日性に起こる点が独特である。

発症の状況が明確でない場合は他の頭痛診断とする。元来，片頭痛や緊張型頭痛のある患者にNDPHが新規に加わることはありえるが，診断は慎重に行う必要がある。

表4　新規発症持続性連日性頭痛（NDPH）の診断基準（ICHD-3β）

A	BおよびCを満たす持続性頭痛がある
B	明確な発症で明瞭に想起され，24時間以内に持続性かつ非寛解性の痛みとなる
C	3ヵ月を超えて持続する
D	ほかに最適なICHD-3の診断がない

文献

1. 慢性頭痛の診療ガイドライン作成委員会．Ⅴ　その他の一次性頭痛　1．片頭痛，緊張型頭痛，群発頭痛以外の一次性頭痛にはどのようなものがあるか．In: 日本神経学会・日本頭痛学会編．慢性頭痛の診療ガイドライン 2013. 医学書院，2013. pp240-241.
2. 日本頭痛学会・国際頭痛分類委員会訳．4．その他の一次性頭痛．国際頭痛分類第3版 beta 版．医学書院，2014. pp36-49.

絶体見逃してはいけない二次性頭痛

　頭痛に限らず，神経疾患の診断は問診や神経所見を丁寧に実施して可能性のある鑑別診断をリストアップし，頻度（有病率）と診断が遅れた場合の不利益を考慮して優先順位をつけて鑑別診断をすすめる[1]。経験豊富な専門医はこの作業を明確に意識することなく瞬時に行っているが，これから頭痛診療を本格的に始める場合は慣れるまではひとつずつ確認する習慣を身に着けておくことが勧められる。

　「絶体見逃してはいけない」の基準は，頭痛患者を診ている状況や地域，施設での役割にもよるが，救急室では，くも膜下出血，髄膜炎，脳炎，緑内障が特に重要である[2,3]。

　通常の神経内科外来，脳神経外科外来であれば，これに加え，帯状疱疹，椎骨動脈解離，側頭動脈炎，慢性硬膜下血腫があげられる。頭痛外来ではこれらのほか，脳静脈血栓症，RCVS，副鼻腔炎，低髄液圧性頭痛をあげておきたい。

　また，片頭痛や緊張型頭痛で通院中の患者が二次性頭痛を併発する可能性も常に考慮が必要である。

■ くも膜下出血

　多くの成書があり，それぞれの経験に基づいた記載がなされている。「突発完成型の頭痛」，「これまでに経験したことがない頭痛」がキーワードである。頭痛のみで歩いて来院するくも膜下出血，いわゆる walk-in SAH には例外も多数あり，注意が必要である。

　発症直後はうっ血乳頭や項部硬直はみられないことが多いので除外の根拠にならない。CT 検査が有用である。シルビウス裂，脳底槽の信号変化に注意する。発症後時間が経過すると所見が明確でなくなり診断が困難となる。MRIでは通常のT1強調像，T2強調像では診断できない。FLAIR像，T2＊撮影が必要である。MRAで動脈瘤を合わせて検索しておく。腰椎穿刺による髄液検査はきわめて有用であるが，現在ではくも膜下出血の診断に不可欠のもので

はないと考える専門家が多い。画像診断で結論が得られない場合に考慮する。

髄膜炎，脳炎

　発熱があり強い頭痛があれば髄膜炎を疑う。特に風邪様症状を欠く発熱で，重度の頭痛があれば可能性が高い。発症直後は項部硬直など髄膜刺激症状がそれほど明確でないケースもある。光過敏（光を不快に感じる）と頭部振盪による頭痛の増強（jolt accentuation）が重要で感度が高い。ただし，光過敏と頭部振盪による頭痛の増強は片頭痛発作でもみられる。上気道炎により惹起された片頭痛重積と髄膜炎の症候学的な区別はしばしば困難である。髄液検査で診断を確定する必要がある。

　脳実質に炎症が及べば，何らかの神経脱落症状が出現する。ヘルペス脳炎を含め，脳炎で頭痛が主訴になることはそれほど多くないが，患者の訴えが要領を得ない場合，精神症状を伴う場合は軽度の意識障害による症状のことがあり，脳炎の可能性も考慮が必要である。

緑内障

　眼痛の訴えであれば気づきやすいが，眼窩部の頭痛，前頭部痛として訴えがなされる場合があり注意を要する。熟練した救急医は眼球の触診で急性緑内障発作を診断できる。頭痛（眼痛）側に，なんらかの視覚症状（目のかすみ，視力低下など）があれば眼圧を測定するか眼科医のコンサルトを検討する。

副鼻腔炎

　副鼻腔炎はしばしば頭痛の原因となるが，一方，片頭痛の多くがいわゆるsinus headache（蓄膿症による頭痛）と誤診されている。蝶形骨洞，前頭洞の炎症は頭痛をおこしやすい。副鼻腔炎はしばしば，片頭痛の増悪因子となる。このような場合は片頭痛の治療と副鼻腔炎の治療の併用が奏功する。副鼻腔炎により副鼻腔粘膜に分布する三叉神経終末が慢性的に炎症性刺激を受け，感作されると片頭痛発作の発現閾値が下がるためと理解されている。

帯状疱疹

　三叉神経第一枝の帯状疱疹は前頭部の急性頭痛として受診する。皮疹があれば診断は容易であるが，皮疹出現前や頭髪に隠れてわかりづらいケースは注意が必要である。三叉神経第1枝が好発部位であるが，後頭神経に出現することもある。痛みが特徴的で，焼けつく，突き刺す，ズキンとする，ピリピリするなどと表現される，疼くような痛みで，しばしばアロディニアを伴う。診断と治療が遅れると疼痛が慢性化するのでなるべく早く診断し適切な治療が求められる。皮疹がみられないが，帯状疱疹の可能性があると考えた場合は，皮疹がでたらすぐに来院するか皮膚科を受診するように指導しておく。また，皮疹のない無疱疹性帯状疱疹も報告されている。この場合は痛みの特徴から疑診し，髄液からPCR検査でウイルスの活性化を確認して診断する。日常診療では特徴からの疑診のみで抗ウイルス薬が投与されることもあるが，エビデンスは不十分で今後の研究が待たれる。

脳静脈血栓症

　脳静脈血栓症（CVT）は頭痛とともに，けいれんや静脈性脳梗塞をきたすが，頑固な頭痛のみのケースに時々遭遇する。脳静脈血栓症の可能性を考慮して脳MRI検査，MR venographyを撮影すれば診断は比較的容易であるが，鑑別にあげていないとしばしば見逃されている。頭痛のみのCVTはその時点で診断できなくとも，病状が進展し他の症状が出現した時点で診断できればよいとする意見もあるが，頭痛外来では，頭痛のみの段階で大部分の症例を診断して治療ラインにのせるようにしたいものである。

椎骨動脈解離

　椎骨動脈解離は日本人に多い。突発する後頸部痛に，脳幹梗塞やめまいを伴うことが多い。後頭部痛のみの症例は，単なる頸部痛，後頭神経痛と誤診されることがある。解離を疑った場合はBPAS撮影（Basi-parallel anatomical scanning）が有用である。現実にはかなり多くの症例が見逃され，自然治癒

していると推定されるが，時に重篤な脳幹梗塞や，解離性動脈瘤の破裂により死亡するケースもあるので要注意の疾患である．一方，病歴や症状からは比較的単純な後頭神経痛ないし緊張型頭痛と考えられるケースで，MRA画像上解離の所見をみることがある．このような場合は新鮮な病態か，陳旧性の所見であるかの区別が必要である．以前の画像があれば参考になる．ない場合は，新鮮病巣の可能性を念頭において経過観察することが勧められる．

文献

1. 慢性頭痛の診療ガイドライン作成委員会．Ⅰ-2　一次性頭痛と二次性頭痛はどう鑑別するか．In: 日本神経学会・日本頭痛学会編．慢性頭痛の診療ガイドライン 2013. 医学書院，2013. pp 6-8.
2. 慢性頭痛の診療ガイドライン作成委員会．Ⅰ-4　救命救急室（ER）での頭痛診療の手順はいかにあるべきか．In: 日本神経学会・日本頭痛学会編．慢性頭痛の診療ガイドライン 2013. 医学書院，2013. pp12-15.
3. 慢性頭痛の診療ガイドライン作成委員会．I-3　くも膜下出血はどう診断するか．In: 日本神経学会・日本頭痛学会編．慢性頭痛の診療ガイドライン 2013. 医学書院，2013. pp 9-11.

頭頸部外傷・傷害による頭痛

頭を打った後、交通事故後、脳外科手術後に頭痛が続くと訴える患者は多い。

頭部外傷後頭痛は、脳組織の軸索損傷、腫脹、脳の代謝変化などに由来すると考えられている。ICHD-3βでは「頭頸部外傷・傷害による頭痛」としてまとめられている。事故や第三者行為による外傷、傷害後に発生する頭痛は、賠償問題も関与して複雑化する場合がある。外傷後の一過性の頭痛は通常大きな問題にならないが、重度のものや、頭痛が持続する場合は頭痛外来や頭痛診療医を訪れることも少なくない。

■ 頭頸部外傷・傷害による頭痛の分類と診断

ICHD-3βでは表1のように分類している。ICHD-3βの「頭頸部外傷・傷害」は、事故等による予期せぬ外力が作用したものばかりでなく手術等による傷も含めた概念として記載されている。"trauma or injury"のinjuryは手術創も含め「傷害」の訳語が採択された。外傷・傷害発生後3ヵ月以内を急性、3ヵ月を超えたものを持続性としている。文献には外傷後頭痛（post-traumatic headache: PTH）として記載されているものが多い。

頭頸部外傷・傷害による頭痛には、他の頭痛と区別できる特徴はなく、緊張型頭痛や片頭痛に類似したものであることが多い。このため、診断には、外傷や傷害の発生時期と頭痛発症の時期の時間的な関係が重視されている。

診断基準では外傷、傷害から7日以内、あるいは意識回復後、あるいは鎮痛薬等の中止後7日以内に頭痛が発現することを要件としている。

7日以降に発現した場合は緊張型頭痛等の一次性頭痛の合併と考えるか遅発性の外傷後頭痛とするかは検討が必要である。

表1　5．頭頸部外傷・傷害による頭痛（Headache attributed to trauma or injury to the head and/or neck）

5.1	頭部外傷による急性頭痛（Acute headache attributed to traumatic injury to the head）
5.1.1	中等症または重症頭部外傷による急性頭痛（Acute headache attributed to moderate or severe traumatic injury to the head）
5.1.2	軽症頭部外傷による急性頭痛（Acute headache attributed to mild traumatic injury to the head）
5.2	頭部外傷による持続性頭痛（Persistent headache attributed to traumatic injury to the head）
5.2.1	中等症または重症頭部外傷による持続性頭痛（Persistent headache attributed to moderate or severe traumatic injury to the head）
5.2.2	軽症頭部外傷による持続性頭痛（Persistent headache attributed to mild traumatic injury to the head）
5.3	むち打ちによる急性頭痛（Acute headache attributed to whiplash）
5.4	むち打ちによる持続性頭痛（Persistent headache attributed to whiplash）
5.5	開頭術による急性頭痛（Acute headache attributed to craniotomy）
5.6	開頭術による持続性頭痛（Persistent headache attributed to craniotomy）

病態と症例呈示

　頭頸部外傷・傷害による頭痛のメカニズムは明確にできないことが多いが，脳の軸索損傷や脳代謝，脳血行動態の変化，潜在的な遺伝的素因，精神病理，頭部外傷後に頭痛が生じるという患者の思い込みなどが要因として挙げられている。

　最近の神経画像検査を用いた研究では，従来の検査法では検出できない軽微な外傷による脳の構造異常が検出できる可能性があるとされている。外傷後に生じる睡眠障害，気分障害，心理社会的ストレスは，頭痛の発現や長期化，永続化に影響すると考えられている。

　鎮痛薬の乱用は，「8.2　薬剤の使用過多による頭痛（薬物乱用頭痛，

表2　頭部外傷による持続性頭痛の診断基準（ICHD-3β：抜粋）

5.2	「頭部外傷による持続性頭痛」の診断基準
A	頭痛はCおよびDを満たす
B	頭部外傷（注1）が生じている
C	頭痛は以下のいずれか1項目から7日以内に発現したと報告されている 1．頭部への外傷 2．頭部外傷後の意識回復 3．頭部外傷後の頭痛の自覚もしくは訴えを抑制する薬剤の中止
D	頭痛は頭部外傷後，3ヵ月を超えて持続している
E	ほかに最適なICHD-3の診断がない
5.2.1	**「中等症または重症頭部外傷による持続性頭痛」の診断基準**
A	頭痛は「5.2　頭部外傷による持続性頭痛」の診断基準を満たす
B	頭部外傷は，以下のうち少なくとも1項目を満たす 1．30分を超える意識消失 2．グラスゴー昏睡尺度（GCS）が13点未満 3．24時間を超える外傷後健忘 4．24時間を超える意識レベルの変動 5．頭蓋内血腫または脳挫傷（あるいはその両方）など頭部外傷を示す画像所見
5.2.2	**「軽症頭部外傷による持続性頭痛」の診断基準**
A	頭痛は「5.2　頭部外傷による持続性頭痛」の診断基準を満たす
B	頭部外傷は以下の両項目を満たす 1．以下のいずれの項目にも該当しない 　a）30分を超える意識消失 　b）グラスゴー昏睡尺度（GCS）が13点未満 　c）24時間を超える外傷後健忘 　d）24時間を超える意識レベルの変動 　e）頭蓋内血腫または脳挫傷（あるいはその両方）など頭部外傷を示す画像所見 2．頭部外傷後すぐに生じ，以下の症候または徴候のうち1つ以上に関係する 　a）一過性の混乱，見当識障害または意識障害 　b）頭部外傷直前または直後の出来事の記憶喪失 　c）軽症頭部外傷を示唆する以下の症状のうち2つ以上を認める：悪心，嘔吐，視覚障害，浮動性めまいまたは回転性めまい（あるいはその両方），記銘力または集中力（あるいはその両方）の障害

注1：頭部外傷後に開頭術が施行された場合は「5.2.1　中等症または重症頭部外傷による持続性頭痛」としてコード化する。

MOH）」の発症により，頭部外傷後頭痛が持続する原因となりうる。外傷早期以降もこのような頭痛が持続している場合には，鎮痛薬が影響している可能性も考慮を要する。頭頸部外傷・傷害による頭痛の発症リスク因子には，頭痛の既往歴，比較的軽症の傷害，女性であること，および精神障害の併存も含まれる。

　頭部外傷による持続性頭痛は，頭部外傷に起因する頭痛が3ヵ月を超えて持続している場合と規定されている。診断基準（表2）では頭痛は受傷後7日以内に発現すると規定されている。これは恣意的ではあるが目安として具体的な日数が必要であったと記載されている。付録診断基準には7日以降に発症する遅発性持続性頭痛の診断基準も掲載されている。ただし，緊張型頭痛や片頭痛の合併，増悪との鑑別はより困難になる。

【症例1：40歳代，男性】

　元来頭痛はなかった。脊柱管狭窄症にて車いすを使用していた。交通事故に遭遇し，数メートル跳ね飛ばされ，後頭部を打撲し，意識不明となった。意識は約40分後に回復した。受傷の直後より頭痛が出現し，以前よりあった腰痛も悪化した。NSAIDsはほとんど効果がなかった。ゾルミトリプタンの処方をうけ，有効であったが，使用頻度が増してきた。連日，ゾルミトリプタン（又はエレトリプタン）を2回以上服用するようになり，受傷12週後に当院頭痛外来を紹介受診した。

　頭痛は頭部全般がガンガンする痛みで，重度であった。車いすを使用しており，動作による悪化については，患者自身は，よくわからないとのことであったが，頭痛時の状況から動作による悪化があると判断した。悪心はあるが，光過敏，音過敏は伴わない。軽度から中等度の頭痛が持続し，毎日，数時間の重度な頭痛が発現している状況であった。重度になった際にゾルミトリプタン（又はエレトリプタン）を服用すると1時間程度で頭痛が軽減するが，数時間から半日程度で再度悪化する。

　神経所見，脳画像検査は特に問題なかった。

診断　#5.2　頭部外傷による持続性頭痛

治療経過

　トリプタンの連用はなるべく避けるように指導し，バルプロ酸400mgとアミトリプチリン5mgから開始した。頭痛ダイアリーを記録させ予防薬の調整を行った。バルプロ酸800mg，アミトリプチリン40mgで，頭痛のない時間が出現するようになり，トリプタン，NSAIDsを含め急性期治療薬はほとんど

図1　頭痛ダイアリー

使用せずに，頭痛時は安静で様子をみるようになったが，連日中等度から重度の頭痛があった（図1）。オランザピンを含め，種々の薬剤を試みたが，十分な治療効果は得られなかった。診察時には，患者の訴えを受容的に傾聴し経過をみている。

解説

　元来頭痛のない患者に，頭部外傷後より頭痛が出現している。頭痛の特徴は片頭痛様（重度，動作による悪化，悪心）であり，トリプタンがある程度有効であるが持続性頭痛であり，片頭痛のような episodicity は確認できなかった。初診時は受傷後3ヵ月に数日満たなかったが，3ヵ月を超えて頭痛が持続すると推定されたので上記診断とした。正確には初診時は頭部外傷による急性頭痛で，再診時に持続性頭痛の診断基準をみたしている。頭部外傷は比較的軽度であったと考えられるが，約40分の意識障害があったため診断基準上（表2）は5.2.1「中等症または重症頭部外傷による持続性頭痛」に該当する。

　頭頸部外傷・傷害による頭痛で持続するものはしばしば治療に難渋する。受傷後6～12ヵ月で寛解する患者が多いが，18～33％の患者は1年を超えて頭痛が持続していたと報告されており[1]，別の検討では外傷36ヵ月後に13.1％に頭痛があった[2]。補償問題が絡んで病態が複雑化している可能性も考慮が必要であるが，すべてを詐病ないし類似の病態として捉えるべきではない。多くの症例で，微少な脳のダメージが頭痛を発現させている可能性がある。確立した治療がないこと，急性期治療薬の乱用は頭痛を悪化させる可能性が高いことを説明し，予防薬を試みる。エビデンスのある治療は確立していないが，慢性片頭痛などの一次性頭痛に準じて治療する。積極的に受傷早期からの治療介入が慢性化や機能障害を回避する可能性があるとの主張もある[3]。

　また，外傷後頭痛に対する非薬物療法の有用性を示した報告がある[4]。

　動物モデルで外傷後頭痛とCGRPの関与が示されており[5]，抗CGRP抗体が新たな治療法として期待され，臨床試験が計画されている。

　難治例の治療では頭痛の緩和，日常生活への悪影響を軽減することを目標とする。最終的なゴールを頭痛の消失とすることを否定はしないが，現実的なショートゴールは頭痛があっても，睡眠や食事がとれて，日常生活をそれなりに送ることができること，発症前と同様ではないにせよ，勤務，家事，登校が

ある程度はできるようになることなどを目標に，頭痛ダイアリーで経過を確認しながら治療を継続する。認知行動療法，精神科的治療についても検討するとよい。

むち打ちによる急性頭痛，持続性頭痛（表3）の診断基準も ICHD-3 β に掲載されている。むち打ちは，自動車事故で最も一般的に起こる障害である。

表3　5.4 「むち打ちによる持続性頭痛」の診断基準（ICHD-3β）

A	頭痛は C および D を満たす
B	むち打ちは頸部痛および頭痛（あるいはその両方）と同時に関連して起きている
C	頭痛はむち打ち後，7日以内に発現している
D	頭痛はむち打ち後，3ヵ月を超えて持続する
E	ほかに最適な ICHD-3 の診断がない

むち打ちによる急性頭痛は，独立した症状として，あるいは頸部に関連した一連の症状や頸部以外の身体症状，神経感覚症状，行動，認知，気分に関する症状を伴って発現する。

開頭術による頭痛

「開頭術による急性頭痛」は開頭術後2/3以上の患者に起こりうるが，大部分は，術後急性期に消失する。頭蓋底手術後に発生しやすく，開頭術側に起こりやすい。頭痛はびまん性で緊張型頭痛や片頭痛に類似していることもある。開頭術後に発生する頭痛には多くの原因があるが，頸部由来の頭痛（手術体位の結果），脳脊髄液漏出，感染，水頭症や頭蓋内出血による頭痛も考慮を要す。開頭術による急性頭痛を生じた患者の約1/4が，持続性頭痛に移行する。

【症例2：40歳代男性，会社員】

元来頭痛はなかった。約4cmの頭蓋内腫瘍が発見され，某病院・脳神経外科にて開頭，腫瘍摘出術をうけた。手術直後より頭痛が出現。鎮痛薬（ロキソプロフェン）の連用状態となり，術後9ヵ月後の頭痛外来を受診。本例の頭痛問診票を図2に示した。

神経学的診察では特に異常を認めない。頭痛は非拍動性の締め付けるような

頭頸部外傷・傷害による頭痛　137

頭痛の問診票

お名前 ＿＿＿＿＿＿＿＿　年齢 50才（ID　　　　　）　（担当者サイン 黒◯）
身長（173 cm）体重（76 kg）血圧（134 / 86 mmHg）86　握力（右 39 kg・左 39 kg）

1. いつから頭痛がありますか。　歳頃、2014年 1 月頃から、（　　日、　　週、　　月）前から
2. どのくらいの頻度ですか。　□年　　回　　□月　　回　　☑ほぼ毎日
   □今回が初めて　□その他（　　　　　　　　　　　　　　　　　　　）
3. 1回の頭痛の持続時間はどのくらいですか。
   ☑ずっとある　□数日間　□丸1日　□半日　□1～3時間　□瞬間
   □その他（　　　　　　　　　　　　　　　　　　　　　　　　　　　）
4. 頭痛がおこるところはどこですか（複数回答可）。
   □片側（□右 ☑左）　□両側　□真ん中　□いつもちがうところが痛む　□目のまわり
   ☑前　□後ろ　☑横　□てっぺん　□頭と首のさかいめ　□その他（　　　）
5. どのような痛みですか（複数回答可）。
   □ずきんずきんと脈を打つ　☑しめつける　□刺されるような　□ぴりぴり　☑つかまれるような
   □えぐられるような　□焼けるような　□割れるような　□ガンガンする　☑重い、コリのような
   □その他（　　　　　　　　　　　　　　　　　　　　　　　　　　　　）
6. 痛みの程度
   □仕事や日常生活に問題なし
   □仕事や日常生活に問題あるが、なんとかこなしている。我慢している。
   ☑仕事や家事ができない。寝込んでしまう。

   Ha days ＿＿ /mo
   Mig days ＿＿ /mo
   （医師が記入します）

7. 頭痛がある時、ふだんの動作（階段の昇降など）や、体操、運動をすると、頭痛が
   ☑悪化する　□かわらない　□改善する　□その他（　　　　　　　　　）
8. 頭痛に伴う症状はありますか（複数回答可）。
   □はきけ、嘔吐　□光をまぶしく感じる　☑音をうるさく感じる　□臭いに敏感（　　　）
   □目が充血する　□涙がでる　□鼻水がでる　□めまい　☑脱力感、体がだるい
   ☑肩こり　☑首が痛む　□手や足がしびれる　□その他（　　　　　　　　）
9. 頭痛の前ぶれはありますか（複数回答可）。
   ☑なし　□ギザギザとした光がみえる　□手や足がしびれる　□その他（　　　）
10. 頭痛がおこりやすい時刻、状況
    □朝・起床時　□午前中　□午後・夕方　□睡眠中　□週末・休日　□生理中（女性の方）　☑特になし
11. 思い当たる誘因や原因はありますか（複数回答可）
    □なし　□睡眠不足　□寝すぎ　□疲れている　☑ストレス　□緊張　□空腹　□運動
    □飲酒　☑その他（頭痛薬(ロキソニン)の連用　　　　　　　　　　　　　）
12. 普段使っている頭痛薬の種類と使用日数・回数、効果について
    薬品名：ロキソニン・バファリン ほか
    使用日数・回数：月に　　日、一日に 2～ 回、その他（　　　　　　　　）
    効果：□よく効く　☑少しましになる　□ぜんぜん効かない
13. 頭痛に関連してこれまでに受けた検査はありますか。　　歳頃 2014年 7月頃
    □CT　☑MRI　□その他（　　　　　　　　　　　）
14. ご家族・血縁者に頭痛持ちの方はおられますか。　☑なし　□あり（続柄：　　　）
15. あなたの頭痛について、関連がありそうなこと、気がついたこと、特別なこと、心配なことがあれば教えてください。
    （これまでの経過を別AIにまとめました。　　　　　　　　　）

医療法人寿会　嘉永病院・嘉永クリニック（2011/09）

図2　頭痛問診票

頭痛であるが，重度の痛みで動作により悪化し音過敏を伴っている．他院で撮影した脳画像検査は術後の所見以外著変なしであった．

診断 #5.6 開頭術による持続性頭痛

治療経過

アミトリプチリンを5mg（夕食後）から開始し，緩徐に漸増．治療開始3ヵ月後，35mgまで増量した段階で頭痛の軽減が得られ，日常生活の支障は少なくなった．アミトリプチリンによる便秘が発生したが，下剤の併用で対処した．これ以外には特にめだった有害事象は発生せずに経過し，当院初診から1年半後（発症2年3ヵ月後）にかかりつけ医に処方を依頼して投薬の継続とした．

解説

本例は元来頭痛がない患者に開頭術後より頑固な頭痛が出現し持続性となった．頭痛の性状は緊張型頭痛様の特徴（しめつけ感）と片頭痛様（重度の頭痛，動作による悪化，光過敏）が混在していた．初診時はほぼ毎日，ロキソプロフェンを服用しており，薬物乱用頭痛の可能性も考慮は必要であったが，元来一次性頭痛がないこと，片頭痛の家族歴も明確でないことなどより開頭術による持続性頭痛と診断した．この頭痛に対してエビデンスのある薬剤はないが，慢性片頭痛や慢性緊張型頭痛に準じた治療薬を選択するのが通例である．

表4 5.6「開頭術による持続性頭痛」の診断基準（ICHD-3β）

A	頭痛はCおよびDを満たす
B	外科的開頭術（注1）が施行されている
C	頭痛は以下のいずれか1項目から7日以内に発現したと報告されている 1．開頭術 2．開頭術後の意識回復 3．開頭術後の頭痛の自覚もしくは訴えを抑制する薬剤の中止
D	頭痛は開頭術後3ヵ月を超えて持続している
E	ほかに最適なICHD-3の診断がない

本例はアミトリプチリンで一定の効果が得られた。

　開頭術による持続性頭痛の治療として確立したものは少ないが，頭部外傷による持続性頭痛の治療と同様，慢性片頭痛や慢性緊張型頭痛に準じた治療が実施されている。

文献

1. Lew HL, Lin PH, Fuh JL, et al. Characteristics and treatment of headache after traumatic brain injury: a focused review. *Am J Phys Med Rehabil*. 2006;85（7）:619-627.
2. Hong CK, Joo JY, Shim YS, et al. The course of headache in patients with moderate-to-severe headache due to mild traumatic brain injury: a retrospective cross-sectional study. *J Headache Pain*. 2017;18（1）:48.
3. Lucas S, Hoffman JM, Bell KR, et al. A prospective study of prevalence and characterization of headache following mild traumatic brain injury. *Cephalalgia*. 2014;34（2）:93-102.
4. Fraser F, Matsuzawa Y, Lee YSC, et al. Behavioral Treatments for Post-Traumatic Headache. *CurrPain Headache Rep*. 2017;21（5）:22.
5. Bree D, Levy D. Development of CGRP-dependent pain and headache related behaviours in a rat model of concussion: Implications for mechanisms of post-traumatic headache. *Cephalalgia*. 2016:0333102416681571.

薬剤の使用過多による頭痛（薬物乱用頭痛）

　薬剤の使用過多による頭痛（薬物乱用頭痛；Medication overuse headache：MOH）は頭痛診療をしていると必ず遭遇する二次性頭痛である。診断も治療も簡単なようで実は難しい。患者は頭痛が起こるから頭痛薬を使用していると考えている。患者に頭痛薬を飲みすぎるから頭痛が起こるのだと説明してもなかなか理解してもらえない。多くの例で乱用薬剤の中止が困難であったり，中止により反跳性頭痛が出現したりしてしまう。

　エルゴタミンの過剰使用による問題は1950年代から認識されていた[1]。頭痛薬（複合鎮痛薬）を片頭痛や緊張型頭痛の患者が長期間過剰に使用するとかえって頭痛が悪化し慢性化する現象が起こりうることが1980年代に頭痛の専門家の間で問題になった。当時は，鎮痛薬とバルビタールの合剤が特に問題視されていた。現在ではバルビタールを配合した急性期頭痛治療薬はOTCとしても，処方薬としても販売されていない。

　鎮痛薬誘発性頭痛，薬剤性頭痛，薬物誤用頭痛（medication misuse headache）などの用語も用いられたが，現在は medication overuse headache（MOH）に統一された。日本語訳は，ICHD-2日本語版で薬物乱用頭痛の用語を採択したが，その後，違法薬物の乱用を連想させるといった意見も考慮し，ICHD-3βでは「薬剤の使用過多による頭痛（薬物乱用頭痛）」とした。わが国では鎮静剤やカフェイン含有のOTC頭痛薬が問題になることが多いが，トリプタンやエルゴタミン，単一成分の鎮痛薬もMOHがおこる。

■ MOHの概要

　MOHの頭痛の重症度や部位，特徴は様々で，片頭痛様のことも緊張型頭痛様のこともある。両方の頭痛の特徴が混在しているケースも多い。悪心，無力感，不穏状態，不安，集中力低下，健忘，易刺激性を伴いやすく，しばしば，精神活動や運動によって誘発される。起床時から頭痛が出現することが多いことも特徴のひとつである。うつ状態などの精神科的共存症があるケースも存在するが，精神科的な問題のない例も多数存在する。一般集団の有病率は約1.5％

表1 8.2「薬剤の使用過多による頭痛(薬物乱用頭痛, MOH)」の診断基準 (ICHD-3β)

A	以前から頭痛性疾患を持つ患者において，頭痛は1ヵ月に15日以上存在する
B	1種類以上の急性期または対症的頭痛治療薬を3ヵ月を超えて定期的に乱用している（注1）
C	ほかに最適な ICHD-3 の診断がない

注1：患者は，下記の特定の乱用（多用）している薬物と診断基準により，8.2「薬剤の使用過多による頭痛（薬物乱用頭痛）」の1つ以上のサブタイプでコード化しなくてはならない。
　例えば，8.2.2「トリプタン乱用頭痛」の診断基準と8.2.3「単純鎮痛薬乱用頭痛」のサブフォームの一つの基準を満たす患者は，これらの両方をコード化しなくてはならない。
　患者が複合鎮痛薬を乱用している時は例外で8.2.5「複合鎮痛薬乱用頭痛」にコード化され，複合鎮痛薬を構成している各薬剤の基準によらない。
　個々の薬物が単独では乱用されない場合であっても，急性期または対症的頭痛治療薬を乱用に合致する方法で多剤使用する患者の場合には，8.2.6「単独では乱用に該当しない複数医薬品による薬物乱用頭痛」にコード化しなくてはならない。
　急性期または対症的頭痛治療薬を明確に多剤乱用している患者で，それらの名前または量（あるいはその両方）の適正な評価ができない場合は，より有用な情報が得られるまで8.2.7「乱用内容不明な複数医薬品による薬物乱用頭痛」にコード化する。
　ほとんどすべての患者で，頭痛ダイアリーによる観察が必要である。

表2 8.2「薬剤の使用過多による頭痛(薬物乱用頭痛, MOH)」のサブフォーム(ICHD-3β)

8.2.1	エルゴタミン乱用頭痛
8.2.2	トリプタン乱用頭痛
8.2.3	単純鎮痛薬乱用頭痛
8.2.3.1	パラセタモール（アセトアミノフェン）乱用頭痛
8.2.3.2	アセチルサリチル酸乱用頭痛
8.2.3.3	その他の非ステロイド性抗炎症薬（NSAIDs）乱用頭痛
8.2.4	オピオイド乱用頭痛
8.2.5	複合鎮痛薬乱用頭痛
8.2.6	単独では乱用に該当しない複数医薬品による薬物乱用頭痛
8.2.7	乱用内容不明な複数医薬品による薬物乱用頭痛
8.2.8	その他の治療薬による薬物乱用頭痛

で，女性に多い（約3.5倍）。慢性化の危険因子のうち医療介入できないものとして，女性，社会的経済的階層（低教育歴，低収入），婚姻状態（未婚）などが知られている。介入可能な危険因子には，肥満，いびき，睡眠時無呼吸，生活上のストレス，カフェイン摂取，急性期頭痛薬の過剰使用がある。この他，頸部または頭部外傷の既往，他の疼痛症候群，身体的，性的虐待の既往，心的

外傷後ストレス障害（PTSD）も慢性化の要因となるとされている[2]。

MOHの診断はICHD-3β[3]に沿って行う（表1）。乱用薬剤の種類によりMOHのサブフォームが掲載されており（表2），各々に診断基準がある。表3にトリプタン乱用頭痛の診断基準を示した。3ヵ月以上にわたる急性期治療薬の使用過多（乱用）があって，新たに頭痛が出現するか，元々の頭痛が著明に悪化した場合にMOHとする。わが国ではOTCによる複合薬物乱用が最も多い。鎮痛薬，エルゴタミンによるMOHは緊張型頭痛様のものが多く，トリプタン乱用頭痛では片頭痛発作の頻度の増加する例，片頭痛の診断基準を満たさないが片頭痛様の頭痛，緊張型頭痛様頭痛にほぼ3分される。MOHの診断に際しては，他の二次性頭痛の可能性を常に考慮し，適切な除外診断がなされる必要がある。表4のような疾患を除外しておく必要がある。

月に10日以上急性期治療薬を連用すると最短で数ヵ月でMOHを発症しうるとされている。薬物乱用からMOH発症までの期間はトリプタンが最短で

表3　8.2.2「トリプタン乱用頭痛」の診断基準（Triptan-overuse headache）（ICHD-3β）

A	頭痛は8.2「薬剤の使用過多による頭痛（薬物乱用頭痛）」の診断基準を満たす
B	3ヵ月以上を超えて，1ヵ月に10日以上，定期的に1つ以上のトリプタン[注1]を摂取している（剤型は問わない）。

注1：トリプタン名は通常カッコ内に明記する。例：スマトリプタン（イミグラン）。

表4　頻発性の頭痛，連日性頭痛の患者で考慮すべき病態

頭蓋内圧亢進症
髄液減少症，低髄液圧症候群
慢性硬膜下血腫
頸部病変
三叉神経領域の病変（歯，耳，眼，咽頭病変）
中枢神経感染症
副鼻腔炎
蝶形骨洞，その他の頭蓋内炎症性疾患
閉塞性睡眠時無呼吸
脳静脈血栓症
Arnold-Chiari奇形
頭蓋内占拠性病変
内分泌疾患（甲状腺，下垂体，褐色細胞腫）

平均1.7年とされている[4]。エルゴタミンは平均2.7年とやや長く，鎮痛薬は平均4.8年とさらに長期間の乱用の後に起こる。

MOHでは急性期治療薬の効果は短時間で限定的になる。薬物乱用がないか，乱用薬物を2ヵ月以上中止しても頭痛が月に15日以上ある場合は慢性片頭痛とする。緊張型頭痛もMOHに進展しうる。片頭痛や緊張型頭痛のない患者や，一次性頭痛でも群発頭痛の患者は，鎮痛薬等を過剰使用してもMOHは起こらないと考えられている。ただし，片頭痛の合併，既往や家族歴があるケースでは発症したとの報告があるので注意を要する。

急性期治療薬はいずれの薬剤もMOHを起こしうるが，MOH惹起リスクをメタ解析した最近の研究では，片頭痛特異的治療薬であるトリプタンやエルゴタミンのほうが，鎮痛薬やオピオイドよりMOHを起こしにくいことが報告されている[5]。トリプタンのMOH惹起リスクはエルゴタミンの1.07倍，鎮痛薬の0.65倍であり，エルゴタミンとはほぼ同等のリスクで，鎮痛薬よりは約35％のリスク低下になっていた。

経過と予後

4年間の予後調査では，31％が6ヵ月以内に再発し，1年以内41％，4年以内で45％であったと報告されている[6]。4年以内の再発率は，片頭痛群（32％）より緊張型頭痛（91％），片頭痛＋緊張型頭痛（70％）で高く，トリプタン乱用患者の再発率（21％）は鎮痛薬（71％）乱用患者より低い。大多数の再発が離脱治療後，最初の1年以内に起こるので，治療後，特に1年間の管理を厳密に行うことが重要である。なお，片頭痛患者では頭痛以外の疼痛処置のために鎮痛薬を服用した場合でもMOHを起こしうる。

慢性化の病態，メカニズムは不明の点が多いが，片頭痛発作中の中枢感作過程と同様のプロセスが慢性片頭痛やMOHで慢性的に起こると考えられている[7]。慢性的な神経原性炎症は三叉神経血管系の過敏性をもたらし，神経細胞を反復性に活性化させる。三叉神経尾側亜核の侵害受容神経に機能的な変化が起こり，発射閾値の低下と受容野の拡大が起こる。神経感作現象は臨床的には皮膚アロディニアの出現と相関している。

治療

　適切な頭痛診断を行い，病態を把握した上で治療戦略をたてることが原則である。問診が重要で，頭痛ダイアリーを記録させて頭痛の状況をモニターする。慢性化のリスク要因のうち，回避可能なものは避ける。乱用薬物を中止し，適切な予防法薬を投与する。急性期治療薬が必要な場合はこれまで乱用歴のない薬剤から選択する[8]。

　片頭痛がベースにある場合は，片頭痛予防薬を選択する。アミトリプチリンやバルプロ酸，トピラマートがよく用いられている。わが国ではロメリジンも広く用いられてきた。緊張型頭痛にはアミトリプチリンが有効である。乱用に陥りやすい傾向に対する行動療法と急性期治療薬の適正使用の指導も必要である。慢性頭痛の診療ガイドライン2013にも掲載されている。

　アミトリプチリンは三環系抗うつ薬で片頭痛，緊張型頭痛の予防効果のエビデンスがあり，うつ状態の併存の有無にかかわらず有効である。MOHに対しても良質なエビデンスが示されている。口渇，眠気のため継続困難な例があるので，少量から緩徐に漸増する。具体的には10mg錠の半分，症例によっては1／4錠から開始し，数週ごとに漸増し，数ヵ月をかけて30mg程度まで増量することが多い。症例によっては75mg以上の高用量を使用することもあるが，多くは20〜30mg程度のレンジで治療可能である。セロトニン再取り込み阻害薬（SSRI）やセロトニン・ノルエピネフリン再取り込み阻害薬（SNRI）のエビデンスは十分ではないが，実地診療では共存症を勘案して，広く使用されている。

　バルプロ酸も多く用いられている。バルプロ酸の投与量は，わが国では海外より低用量の400〜600mg／日が推奨されている。バルプロ酸は安全性が高く，効果も期待できることから，ファーストラインの薬剤として広く使用されているが，妊婦や妊娠可能な女性には，催奇性，胎児毒性が問題となるので注意を要する。トピラマートはMOH，慢性片頭痛に対するエビデンスが集積しつつある。手足の錯感覚（しびれ感），眠気，認知機能障害などに注意する。他の抗てんかん薬と異なり，体重減少をきたしやすい。過体重の患者では体重減少が有利に作用する場合がある。比較的単純なMOH患者では投薬なしでアドバイスのみで治療が達成できることも経験する。

> **ポイント**
> MOHは予防が重要である．片頭痛の頻度が増加し，急性期治療薬の使用頻度が増加してきたら，頭痛ダイアリーを記録させ，頭痛日数，服薬日数を確認し，片頭痛軽減のための適切な生活指導を行い，必要に応じ予防薬を使用する．急性期治療薬の使用頻度を月に10日以内にするよう，常日頃，患者に指導することが肝要である．

文献

1. Horton BT, Peters GA. Clinical manifestations of excessive use of ergotamine preparations and mangement of withdrawal effect: report of 52 cases. Headache. 1963; 2: 214-227.
2. 竹島多賀夫．薬物乱用頭痛，慢性連日性頭痛（慢性片頭痛，変容片頭痛，慢性緊張型頭痛）．In: *頭痛診療ハンドブック*．鈴木則宏，ed. pp. 200-224, 中外医学社，2009.
3. 日本頭痛学会・国際頭痛分類委員会訳．*国際頭痛分類第3版 beta 版*．医学書院，東京，2014.
4. Limmroth V, Katsarava Z, Fritsche G, et al. Features of medication overuse headache following overuse of different acute headache drugs. *Neurology*. 2002; 59 (7): 1011-1014.
5. Thorlund K, Sun-Edelstein C, Druyts E, et al. Risk of medication overuse headache across classes of treatments for acute migraine. *J Headache Pain*. 2016; 17 (1): 107.
6. Katsarava Z, Muessig M, Dzagnidze A, et al. Medication overuse headache: rates and predictors for relapse in a 4-year prospective study. *Cephalalgia*. 2004; 25 (1): 12-15.
7. Dodick D, Freitag F. Evidence-based understanding of medication-overuse headache: clinical implications. *Headache*. 2006; 46 Suppl 4: S202-S211.
8. 慢性頭痛の診療ガイドライン作成委員会．VI-3 薬物乱用頭痛薬物乱用頭痛の治療法と予後はどうか．In: *慢性頭痛の診療ガイドライン 2013*．日本神経学会・日本頭痛学会編．pp268-270, 医学書院，2013.

ホメオスターシス障害による頭痛

> 国際頭痛分類の第10章に「ホメオスターシス障害による頭痛」が掲載されている（表1）。
> 低酸素血症や高炭酸ガス血症による頭痛には高山性頭痛，飛行機頭痛，潜水時頭痛，睡眠時無呼吸性頭痛が掲載されている。

高山性頭痛，飛行機頭痛，潜水時頭痛

　高山性頭痛は通常両側性で，海抜2,500m以上への登山により悪化する。下山後24時間以内に自然に消失する。富士山は海抜3,776mで，5合目，あるいは6合目がおよそ2,500mとされている。これ以上高い所に登山すると発生する頭痛である。下山することが最も効果的な治療であるが，多くの例で鎮痛薬が有効である。予防的にアセタゾラミド（ダイアモックス1～1.5錠/日）が有用である。

　飛行機頭痛は，文字通り飛行機搭乗中に起こる頭痛で着陸後は消失する。離陸後や着陸時におこりやすい。NSAIDsを頭痛発現時あるいは搭乗時に予防投与をする。

　潜水時頭痛は10mより深い潜水時，あるいは，再浮上時におこる激しい頭痛であり，減圧病が発生していないことが前提である。酸素投与で軽減する。

睡眠時無呼吸性頭痛

　睡眠時無呼吸性頭痛は睡眠時無呼吸が原因で朝に発現する頭痛で，両側性である。起床後30分程度で自然に軽快するが，30分以上のケースも存在する。診断基準では4時間以内に軽減するとしている。睡眠時無呼吸による低酸素と二酸化炭素の蓄積による頭痛と考えられるが，異論もある。睡眠時無呼吸の治療が成功すれば，頭痛は発生しなくなる。

透析頭痛

　透析頭痛は透析中に，低血圧や透析性平衡異常症候群に伴って発現する。低

表1 10. ホメオスターシス障害による頭痛（Headache attributed to disorder of homoeostasis）（ICHD-3β）

10.1	低酸素血症あるいは高炭酸ガス血症による頭痛（Headache attributed to hypoxia and/or hypercapnia）
10.1.1	高山性頭痛（High-altitude headache）
10.1.2	飛行機頭痛（Headache attributed to airplane travel）
10.1.3	潜水時頭痛（Diving headache）
10.1.4	睡眠時無呼吸性頭痛（Sleep apnea headache）
10.2	透析頭痛（Dialysis headache）
10.3	高血圧性頭痛（Headache attributed to arterial hypertension）
10.3.1	褐色細胞腫による頭痛（Headache attributed to pheochromocytoma）
10.3.2	高血圧性脳症のない高血圧性クリーゼによる頭痛（Headache attributed to hypertensive crisis without hypertensive encephalopathy）
10.3.3	高血圧性脳症による頭痛（Headache attributed to hypertensive encephalopathy）
10.3.4	子癇前症または子癇による頭痛（Headache attributed to pre-eclampsia or eclampsia）
10.3.5	自律神経反射障害による頭痛（Headache attributed to autonomic dysreflexia）
10.4	甲状腺機能低下症による頭痛（Headache attributed to hypothyroidism）
10.5	絶食による頭痛（Headache attributed to fasting）
10.6	心臓性頭痛（Cardiac cephalalgia）
10.7	その他のホメオスターシス障害による頭痛（Headache attributed to other disorder of homoeostasis）

マグネシウム血症や高ナトリウム血症がリスク要因となる。

高血圧性頭痛

　高血圧性頭痛は本章（国際頭痛分類第10章）に掲載されている。収縮期血圧（180mmHg以上）または拡張期血圧（120mmHg）が急激に上昇した際に発生する頭痛である。

　軽度（140〜159/90〜99 mmHg）ないし中等度（160〜179/100〜

表2　10.3「高血圧性頭痛」の診断基準（ICHD-3β）

A	頭痛はCを満たす
B	収縮期血圧が180mmHg以上または拡張期血圧が120mmHg以上（あるいはその両方）の高血圧が認められた
C	原因となる証拠として，以下のうちいずれかもしくは両方が示されている 1．頭痛は，高血圧の発症と時期的に一致して発現している 2．以下のうち一方もしくは両方 　a）頭痛は，高血圧が悪化するのと並行して有意に悪化している 　b）頭痛は，高血圧が改善するのと並行して有意に改善している
D	ほかに最適なICHD-3の診断がない

109mmHg）の慢性高血圧は頭痛の原因とならない。多くの場合，頭痛のために血圧が上昇している。高血圧性頭痛は高血圧患者と一般の医師にしばしば誤解されており，このようなケースでは血圧を下げても頭痛の治療とはならない。

診断基準を表2に示した。

褐色細胞腫による頭痛

褐色細胞腫は，急激な血圧上昇を伴う比較的短時間（1時間未満）の頭痛発作を繰り返す。発汗や動悸，顔面蒼白，不安症状を伴うことも特徴である。

褐色細胞腫の診断は病歴や経過からこの疾患を疑ってみることが最も重要である。疑うことができれば，血圧をモニターし，尿中のカテコラミンや代謝産物の量をチェックする。副腎の画像検査で発見できることもある。約10％は副腎外に発生するので注意が必要である。

高血圧性脳症と頭痛

高血圧性脳症による頭痛は，通常，両側性，拍動性である。

血圧が持続的に180/120 mmHg以上に上昇した際に発生し，錯乱や昏睡，視覚障害，痙攣など脳症の徴候を伴う。診断基準を表3に示した。血圧が正常化すると症状は改善する。

高血圧性脳症は，脳血管の調節能が破たんして血圧上昇による脳の過灌流を防止できなくなった場合に発生すると考えられている。脳MRIで頭頂から後

表3　10.3.3「高血圧性脳症による頭痛」の診断基準（ICHD-3β）

A	頭痛はCを満たす
B	高血圧性脳症が診断されている
C	原因となる証拠として，以下のうち2項目が示されている 1．頭痛は高血圧性脳症の発現と時期的に一致して発現している 2．以下のうち一方もしくは両方 　a）頭痛は，高血圧性脳症が悪化するのと並行して有意に悪化している 　b）頭痛は，高血圧性脳症が改善もしくは消失するのと並行して有意に改善もしくは消失している 3．頭痛は，以下の3項目のうち少なくとも2項目を有する 　a）頭部全体の痛み 　b）拍動性 　c）身体活動により増悪
D	ほかに最適なICHD-3の診断がない

頭葉白質に信号変化がみられることがある。可逆性後部白質脳症症候群 PRES（posterior reversible encephalopathy syndrome）として注目されている。

妊娠中または産褥期の頭痛

　妊娠中または産褥期の子癇に伴っておこるものは，10.3.4「子癇前症または子癇による頭痛」に分類される。

甲状腺機能低下症による頭痛

　10.4「甲状腺機能低下症による頭痛」も本章に分類されている。甲状腺機能低下症を有する患者のうち約30％に頭痛があるとされている。
　女性に多く，片頭痛の既往がある例が少なくない。甲状腺機能低下症による頭痛は悪心や嘔吐を伴わないことから，片頭痛とは区別される。甲状腺機能亢進症でも頭痛がおこるが共存する片頭痛の増悪であることも少なくない。片頭痛の増悪であれば，頭痛診断は片頭痛とするが，そうでない場合は，独立した頭痛病名が与えられていないので，10.7「その他のホメオスターシス障害による頭痛」あるいは，付録診断基準のA10.8.2「その他の代謝性または全身性疾患による頭痛」とする。

表4 10.6「心臓性頭痛」の診断基準（ICHD-3β）

A	頭痛はCを満たす
B	急性心筋虚血が診断されている
C	原因となる証拠として，以下のうち少なくとも2項目が示されている 1．頭痛は急性心筋虚血が発症するのと時期的に一致して発現している 2．次のうち一方もしくは両方 　a）頭痛は心筋虚血が悪化するのと並行して有意に悪化している 　b）頭痛は，心筋虚血が改善もしくは消失するのと並行して有意に改善，もしくは消失している 3．頭痛は，以下の4つの特徴のうち少なくとも2つを有する 　a）中等度〜重度の頭痛 　b）悪心を伴う 　c）光過敏，音過敏を伴わない 　d）運動により悪化する 4．頭痛は，ニトログリセリンやその誘導体により軽快する
D	ほかに最適なICHD-3の診断がない

10.5「絶食による頭痛」

絶食はしばしば，片頭痛を誘発するが，この項目は片頭痛の診断基準を満たさない頭痛が絶食により発現した場合に診断する。

心臓性頭痛

10.6「心臓性頭痛」は，片頭痛様の頭痛が心筋虚血中に起こるものである。しばしば運動時に出現するが，必ずしも運動時のみに限らない。

頭痛はニトログリセリンにより軽快する（表4）。最近の海外の頭痛のエキスパートの講義で心臓性頭痛の重要性が強調されている。頭痛の原因が脳や頭頸部でなく心臓であること，トリプタンなど血管収縮薬ではなく，ニトログリセンが有効であることに注意せよということである[1]。わが国では症例報告が散見[2),3)]されるが，筆者はまだ遭遇したことがない。今後注意が必要な頭痛のひとつである。

脱水症に伴う頭痛，その他

脱水症は，しばしば頭痛を伴っている。脱水症に伴う頭痛は規定されていないので，本章の10.7「その他のホメオスターシス障害による頭痛」にいれてい

る。

文献

1. Bini A, Evangelista A, Castellini P, et al. Cardiac cephalgia. *J Headache Pain*. 2009;10: 3 - 9 .
2. 内田祐司, 伊藤恒, 川瀬裕志, 他. 心臓性頭痛の一例. *日本頭痛学会誌*. 2008;35:94.
3. 森敏純, 筈井寛, 星賀正明, 他. 激しい頭痛で発症した急性心筋梗塞の1例. *日本心臓病学会誌*. 2010; 5 :49-52.

精神疾患による頭痛

■ 精神疾患と頭痛

　精神疾患と頭痛の関連は容易に推定されるが，この問題を科学的に評価するようになったのは比較的最近のことである．1988年の国際頭痛分類初版には精神疾患による頭痛の項目は設けられておらず，緊張型頭痛の原因コードとして精神的ストレス，不安，うつ，幻覚などを付記するようになっていた．すなわち精神疾患は，一次性頭痛の修飾因子，誘発因子と理解されていた．2004年のICHD-2で，初めて精神疾患による頭痛が二次性頭痛のひとつとして本則に記載された．ICHD-3βでは12.「精神疾患による頭痛」の本則に12.1「身体化障害による頭痛」と12.2「精神病性障害による頭痛」が採択されており，付録に各種精神疾患による頭痛が掲載されている（表1）．付録に記載されているものは，疾患概念がまだ確立しているといえないものであり，今後のエビデンスの集積をまって，本則に移すか，廃止とするかが次回以降の改訂時に検討されることになる．

　以前から存在する一次性頭痛の特徴をもつ頭痛が精神疾患と時期的に一致して慢性化した場合や有意に悪化した場合には，その精神疾患が頭痛を起こすエビデンスがあれば，当初の一次性頭痛の診断と12.「精神疾患による頭痛」の診断の両方をコードする．因果関係が明確でない場合には，以前から存在する一次性頭痛と精神疾患を分けて診断し，精神疾患を頭痛の原因としては扱わない．

　わが国の頭痛診療医の多くは，精神科診療の経験や知識を十分にはもっていないが，精神科の受診歴や精神疾患があるという理由のみで診療を拒むべきではない．頭痛診療医として，精神疾患のある患者の頭痛についても適切に診断するスキルが必要である．精神疾患による二次性頭痛と診断した際には，他の二次性頭痛を診断した際と同様，原疾患の治療を優先する．くも膜下出血による頭痛を診断すれば手術が可能な脳外科に送るように，精神疾患による頭痛を診断した場合は，精神疾患の治療を優先し，精神科に治療を依頼するというこ

表1 12. 精神疾患による頭痛（Headache attributed to psychiatric disorder）（ICHD-3β）

12.1	身体化障害による頭痛
12.2	精神病性障害による頭痛
A12.3	うつ病による頭痛
A12.4	分離不安症/分離不安障害による頭痛
A12.5	パニック症/パニック障害による頭痛
A12.6	限局性恐怖症による頭痛
A12.7	社交不安症/社交不安障害（社交恐怖）による頭痛
A12.8	全般性不安症/全般性不安障害による頭痛
A12.9	心的外傷後ストレス障害による頭痛

とである。片頭痛や群発頭痛などの治療可能な一次性頭痛が診断でき，精神疾患が共存している場合には，精神科医と連携をとりながら，頭痛診療医がこれらの患者の一次性頭痛の治療に関与するほうが，患者のベネフィットは大きい。

頭痛患者が，多彩な精神症状を呈する場合や，治療薬過剰使用の傾向が強い場合，また既存の頭痛に対する薬物治療に反応しない複雑な臨床症状を呈するような場合は，特に精神科的アセスメントと治療が不可欠である．多くの頭痛診療医に求められるスキルは，頭痛診断として「精神疾患による頭痛」について診断することができることである。

■ 精神疾患と共存する一次性頭痛の治療

片頭痛と comorbid disorder（共存症）との関係は，片頭痛の病因，病態や治療を考える上での重要な概念である。その関係は，1）偶発的な共存，2）共存症が片頭痛を引き起こす，あるいは，片頭痛が共存症を引き起こす，3）共通のリスク要因により片頭痛と共存症が起こる，4）遺伝的要因と環境的要因が特定の脳の状態を引き起こし，これにより片頭痛と共存症が起こる場合，等が想定されている[1]。これまでの報告によると，片頭痛と有意な相関関係がある精神科疾患としては，大うつ病，双極性障害，不安障害がよく知られている[2]。

表2 12.1「身体化障害による頭痛」の診断基準（ICHD-3β）

A	すべての頭痛はCを満たす
B	以下の2つの身体化障害の特徴から診断されている 1．30歳以前に始まった多数の身体的愁訴の病歴で，既知の内科的疾患によって完全には説明できない，あるいは関連した内科的疾患があったとしても病歴，身体診察所見，または臨床検査所見で予想されるレベルをはるかに超えている 2．障害の経過中に，以下のすべてが存在する 　a）4つの異なった部位または機能に関連した少なくとも4つの疼痛症状 　　〔例：頭部，胸部，背部，腹部，関節，四肢，直腸，月経時，性交時または排尿時（あるいはその両方）〕 　b）疼痛以外の少なくとも2つの胃腸症状 　　〔例：悪心，鼓脹，妊娠時以外の嘔吐，下痢または数種類の食物への不耐性（あるいはその両方）〕 　c）疼痛以外の少なくとも1つの性的な症状 　　〔例：性的無関心，勃起または射精機能不全，月経不順，月経過多または妊娠中を通じての嘔吐（あるいはその両方）〕 　d）疼痛に限らない少なくとも1つの偽神経症状 　　〔例：協調運動障害または平衡障害，麻痺または局所的な脱力，嚥下困難または喉に塊がある感じ，失声，尿閉，幻覚，触覚または痛覚の消失，複視，盲，聾，けいれんなどの転換性症状，健忘または失神以外の意識消失（あるいはその両者）のような解離性症状〕
C	原因となる証拠として以下のうち少なくとも1項目が示されている 1．頭痛は，身体化障害に起因している他の身体症状の経過と並行して徐々に発現または有意に強さが悪化した 2．頭痛は身体化障害による他の身体症状の変動と時間的に並行して一定の強さを示したり寛解した 3．頭痛は身体化障害による他の身体症状の緩解と並行して寛解する
D	ほかに最適なICHD-3の診断がない

　頭痛頓挫薬の過剰使用患者では，大うつ病および不安障害の頻度が有意に高いとされている。SSRIは，うつ病や不安障害に広く処方されており有用である。三環系抗うつ薬に比べて副作用が少ない。新規抗うつ薬（SNRI，NaSSA）も長年うつ病には広く処方され有効であり，三環系抗うつ剤より副作用が少ない。

　頭痛，特に片頭痛とうつや不安障害を伴う患者において，どの抗うつ薬を用

いるかの選択は，これまでに使用した薬剤が有効であるか無効であるか，副作用，薬剤相互作用，患者の嗜好などを勘案して行う．抗うつ薬治療が有効でない場合は，その投与量が十分量であるか，投与期間が十分であるかを確認する必要がある．双極性障害の患者は気分安定薬の処方が必要である．リチウムとバルプロ酸は有効な薬剤であり，広く気分安定薬として用いられており，また，同時に，頭痛治療薬としても使われている．一方で，片頭痛と双極性障害の両方を有する患者が抑うつ状態になった場合には，抑うつから躁状態へのスイッチが起こる危険性があるため，抗うつ剤を単独で用いないほうがよい．ラモトリギンやクエチアピンも双極性障害に有効とされている．

βブロッカーは片頭痛の予防薬として有用であるが，うつを誘発したり悪化させることがあるので注意が必要である．

パニック障害，強迫性障害，心的外傷後ストレス障害には主としてSSRIが用いられる．ベンゾジアゼピン系薬剤は耐性，依存性，過剰使用の危険が高いため，短期間の使用に留めるべきである．

非薬物療法として認知行動療法がうつ病や不安障害のガイドラインにおいてその有効性が認められており，同時に片頭痛治療にも有用である．リラクセーション，バイオフィードバックも有用性が示されている．

文献

1. Lipton RB, Silberstein SD. Why study the comorbidity of migraine. *Neurology*. 1994;Suppl 7:S4-S5.
2. 竹島多賀夫，房安恵美，古和久典，他．片頭痛の精神症状．*神経内科*．2005;499-509.

Ⅲ その他　専門医からのアドバイス

問診のコツ

　頭痛診療において，問診は極めて重要である．神経画像検査，生理検査，血液検査は二次性頭痛の診断や除外には有用で，一次性頭痛の診断の補助にはなるが，一次性頭痛の種類の鑑別や診断には無力であるからである．一次性頭痛は頭痛の特徴，パターン，経過から診断するため，診断に必要な情報をいかに効率よく患者本人，家族等から聞き出せるかが診断のキーとなる．
　最初は時間をかけて，根掘り葉掘り聞くとよいが，慣れてくると効率的に情報を聞き出せるようになる．
　問診のスタイルは，各々の専門家によって，また，背景となる診療科や診ている患者層によって様々であるが，ここでは筆者が神経内科医として頭痛専門外来で日々行っている方法を中心に述べ，救急室や総合診療部，かかりつけ医での診療の中での注意事項についても述べておきたい．

　頭痛を主訴に来院した患者では，まず，第一に緊急性の高い二次性頭痛の可能性の有無と，一次性頭痛であればおおまかにどのタイプになるかを見極めることがポイントである．一次性頭痛の鑑別では，片頭痛があるかどうかを意識して問診すると効率がよい．
　初診の診察では，最初に患者に自由に自分の頭痛について話してもらう．多くの患者は3分以内，半数以上は1分以内に話を終えるが，冗長になる場合は，適宜質問を入れ，経過や頭痛の特徴を整理する．あらかじめ頭痛問診票（図1）を記入させておくと，問診の効率がよくなる．ただし，多くの患者は複数の頭痛をもっており，問診票の記載は複数の頭痛の特徴が混在して記載されていることに留意する必要がある．
　以前から頭痛があったのか，最近，新規に頭痛がおこったのかを確認する．すなわち急性頭痛か慢性頭痛かの確認を行う．以前から頭痛があった患者であっても，最近，頭痛が急激に悪化した場合や，いつもと異なる頭痛が新たに出現した場合は，慢性頭痛のある患者に発生した急性頭痛として取り扱う．

頭痛の問診票

お名前＿＿＿＿＿＿＿＿ 年齢＿＿才 （ ID ） （担当者サイン ）

身長（ cm） 体重（ kg） 血圧（ ／ mmHg）

1. いつから頭痛がありますか。 歳頃、 年 月頃から、（ 日、 週、 月）前から
2. どのくらいの頻度ですか。 □年 回 □月 回 □ほぼ毎日
   □今回が初めて □その他（ ）
3. 1回の頭痛の持続時間はどのくらいですか。
   □ずっとある □数日間 □丸1日 □半日 □1～3 時間 □瞬間
   □その他（ ）
4. 頭痛がおこるところはどこですか（複数回答可）。
   □片側 （□右 □左 ） □両側 □真ん中 □いつもちがうところが痛む □目のまわり
   □前 □後ろ □横 □てっぺん □ 頭と首のさかいめ □その他（ ）
5. どのような痛みですか（複数回答可）。
   □ずきんずきんと脈を打つ □しめつける □刺されるような □ぴりぴり □つかまれるような
   □えぐられるような □焼けるような □割れるような □ガンガンする □重い、コリのような
   □その他（ ）
6. 痛みの程度
   □仕事や日常生活に問題なし
   □仕事や日常生活に問題あるが、なんとかこなしている。我慢している。
   □仕事や家事ができない。 寝込んでしまう。

   Ha days /mo
   Mig days /mo
   (医師が記入します)
7. 頭痛がある時、ふだんの動作（階段の昇降など）や、体操、運動をすると、頭痛が
   □ 悪化する □かわらない □改善する □その他（ ）
8. 頭痛に伴う症状はありますか（複数回答可）。
   □はきけ、嘔吐 □光をまぶしく感じる □音をうるさく感じる □臭いに敏感（ ）
   □目が充血する □涙がでる □鼻水がでる □めまい □脱力感、体がだるい
   □肩こり □首が痛む □手や足がしびれる □その他（ ）
9. 頭痛の前ぶれはありますか（複数回答可）。
   □なし □ギザギザとした光がみえる □手や足がしびれる □その他（ ）
10. 頭痛がおこりやすい時刻、状況
   □ 朝・起床時 □午前中 □午後・夕方 □睡眠中 □週末・休日 □生理中（女性の方） □特になし
11. 思い当たる誘因や原因はありますか（複数回答可）。
   □なし □睡眠不足 □寝すぎ □疲れている □ストレス □緊張 □空腹 □運動
   □飲酒 □その他（ ）
12. 普段使っている頭痛薬の種類と使用日数・回数、効果について
   薬品名：
   使用日数・回数： 月に 日 、一日に 回、 その他（ ）
   効果：□よく効く □少しましになる □ぜんぜん効かない
13. 頭痛に関連してこれまでに受けた検査はありますか。
   □CT □MRI □その他（ ） 歳頃、 年 月頃
14. ご家族・血縁者に頭痛持ちの方はおられますか。 □なし □あり（続柄： ）
15. あなたの頭痛について、関連がありそうなこと、気がついたこと、特別なこと、心配なことがあれば教えてください。
   （ ）

医療法人寿会 富永病院・富永クリニック（2011/09）

図1 頭痛問診票

二次性頭痛を強く疑うパターンは,「これまでに経験したことのない頭痛」「人生最悪の頭痛」という訴えが特に重要である。

慢性頭痛の問診

「いつから頭痛がありますか」と聞くと「先週から」,「半年前」からといっ

た答えが返ってくることが多く，問診票にそのように記載されることが多いが，片頭痛は10歳代，20歳代での発症が圧倒的に多い．中年以降の患者から，これをうまく聞き出すには「時々頭痛がおこるようになったのは中学生か高校生の頃ですか」という質問が効率がよい．「中学生くらいから時々とありましたが，ひどくなったのは社会人になってからです」，「小学生のころから頭痛はありました」「中学，高校の頃はまったく頭痛はありませんでした．頭痛が気になるようなったのは60歳を過ぎたころからです」といった答えが返ってくる．以前に片頭痛や緊張型頭痛があったかどうかは，現在の頭痛をどのように診断するかの重要な鍵になる．1ヵ月のうち何日程度頭痛があるかも重要な情報である．「月によって異なると思いますが，最近3ヵ月くらいで，平均すると月に何日くらい頭痛がありますか？」と聞いてみる．頻度が高そうであれば，「最近3ヵ月で，まったく頭痛のない日は何日くらいありましたか？軽くても頭痛のある日とまったく頭痛のない日の割合は半々くらいですか？あるいは軽いのも入れるとほとんど毎日ですか？」この質問でおおまかな頭痛日数を把握することができる．

　片頭痛と思われる場合は，そのうち，仕事に支障があったり，薬を飲む必要があるのはどれくらいですか？と聞いてみる．

　頭痛が不快な症状であることは，大部分の患者で事実だが，頭痛により生活に何らかの影響があるかどうかを確認することがポイントである．患者の話しの中に，「頭痛が辛い」，「寝込む」，「仕事，家事ができない」，「学校に行けない」といった表現があれば，日常生活に支障のある頭痛であると判断できる．頭痛の部位（前頭，側頭，頭頂，後頭，顔面，片側/両側など），性状（拍動性，締め付け，穿刺様など），頭痛の持続時間，随伴症状など，問診票の記載で不足している情報があれば確認する．

　中等度以上の頭痛，すなわち生活に支障のある頭痛で，悪心を伴う頭痛が反復する場合は片頭痛の可能性が高い．音過敏，光過敏はそのまま質問しても患者が意味を理解できないことが多いので，「頭痛時に，TVや音楽，人の話し声など，周囲の音を不快に感じますか？ 静かなほうが良いですか？」などと質問すると音過敏の有無を聞き出せる．光過敏は，「日光や照明を不快に感じたり，部屋を暗くしたりしていませんか？」などと質問する．光過敏は，「頭痛のときは部屋を暗くしているほうが楽ですか？強い光やギラギラした光を不

快に感じませんか？」ときくとよい。

また，「頭痛の前に何か変わった症状はありませんか」と，予兆，前兆についても聞いておく。

国際頭痛分類では，予兆（premonitory symptoms）と前兆（aura）を区別している。前兆は大脳皮質，脳幹，網膜に由来すると考えられる一過性の神経兆候であり，閃輝暗点，同名性視野障害，感覚障害，失語性言語障害の他，運動麻痺，脳幹由来の失調や複視，網膜由来の単眼性視力障害をさす。予兆は，漠然とした気分の変化や，食欲亢進，悪心，集中力低下，筋緊張亢進などを指す。予兆は「前兆のない片頭痛」でもしばしばみられるので，診断上注意が必要である。

予兆や前兆がある頭痛発作の割合と，持続時間，頭痛が始まるまでの時間なども聞いておくと治療戦略の組立に役立つ。予兆期，前兆期にドンペリドンなどの制吐剤を使用すると，悪心の軽減や頭痛発生後に服用するトリプタンの吸収を促進するなど，しばしば有用である。

鑑別診断の進め方

二次性頭痛の鑑別は病歴と身体所見，神経所見（神経学的検査）を丁寧にチェックし，必要な検査を組み合わせて進める。表1のような頭痛に特に注意する[1]。「人生最悪の頭痛は危険な頭痛」と古くからの格言がある。前述のと

表1　二次性頭痛を疑うポイント（文献1から）

1	突然の頭痛
2	今まで経験したことがない頭痛
3	いつもと様子の異なる頭痛
4	頻度と程度が増していく頭痛
5	50歳以降に初発の頭痛
6	神経脱落症状を有する頭痛
7	癌や免疫不全の病態を有する患者の頭痛
8	精神症状を有する患者の頭痛
9	発熱・項部硬直・髄膜刺激症状を有する頭痛

おり，二次性頭痛の可能性を疑うための質問としては「これまでに同じような頭痛がありましたか？」が有用である[2]。

　鑑別すべき二次性頭痛をきたす疾患は多岐にわたる。国際頭痛分類にリストアップされている二次性頭痛の原因疾患について概略を理解しておく必要がある。片頭痛の重症発作，あるいは片頭痛重積を思わせる病状で，頭痛以外の症状や症候がない場合は，救急室，一般診療では緊急性が高い器質疾患として，くも膜下出血，髄膜炎，緑内障を確実に鑑別しておく。

　神経内科外来，脳神経外科外来，あるいは頭痛外来では，上記に加え，側頭動脈炎（巨細胞性血管炎），椎骨動脈解離[3]，可逆性脳血管攣縮症候群（RCVS）を鑑別しておくとよい[4]。これらの疾患を念頭に，診療すると他の二次性頭痛の原因疾患であっても，大部分はその異常を察知できるであろう。初診時にこれらの疾患を除外できない場合は，疑診として，入院または外来で経過を観察しながら片頭痛（重積）としての治療を並行して行い鑑別診断を進める。連日性頭痛の場合は脳静脈血栓症，頭蓋内圧亢進，低髄液圧性頭痛も考慮しておく。

　片頭痛と緊張型頭痛の鑑別は簡単なようで，案外難しい。片頭痛と緊張型頭痛の双方に罹患している頭痛患者も多数おり，肩こりは片頭痛でもしばしば出現するので鑑別点にならない。ポイントは上述のごとく支障度，日常動作による頭痛の悪化，悪心，嘔吐，光過敏，音過敏であるが，同じ患者でも個々の頭痛発作を片頭痛，緊張型頭痛と厳密に分類することはしばしば困難である。このような場合，この患者は片頭痛なのか緊張型頭痛なのかと考えるより，片頭痛があるかどうかを判断し，片頭痛があれば片頭痛から治療してみるというスタンスがよい。緊張型頭痛より片頭痛のほうが生活への支障，QOL阻害が大きいので，片頭痛から対策をスタートするほうが患者のメリットが大きいのである。片頭痛の治療後，必要があれば緊張型頭痛への対応も検討する。

　片頭痛と群発頭痛の鑑別は通常容易である。群発頭痛は群発期があり，眼窩から側頭部の激痛が15〜180分続き，眼充血や流涙などの自律神経症状を伴う。片頭痛は頭痛の持続時間が4時間以上と長い。片頭痛は女性に多い。群発頭痛は若年男性に多いが，近年，女性の群発頭痛患者の増加が報告されている。ときに片頭痛と群発頭痛が混在したようなケース，合併例を経験するが，頭痛ダイアリーを記録させて，頭痛のパターンを解析して診断する。

新規発症持続性連日性頭痛（NDPH）の診断には新規発症で発症時の状況が明瞭に想起される必要がある。くも膜下出血，NDPH を疑った際の問診のポイントは発症時の状況とその後の推移である。問診の具体例を示す。

> **症例** 50歳代男性，元来頭痛もちではない。先週，急に激しい頭痛がおこり持続している。救急病院を受診して脳 CT を撮影し異常なしといわれたが，頭痛が続くため来院した。
>
> Dr：今回の頭痛はいつからですか？
> Pt：先週の日曜からです。
> Dr：そうすると，11月10日，ですね。頭痛が最初におこったのはご自宅ですか，あるいは職場か外出先ですか？
> Pt：自宅でトイレに行った時です。
> Dr：何時ごろですか
> Pt：朝の10時です。休みだったので普段より少し遅くまで寝ていて，起床後，トイレで排便しました。排便後に，ガーンと頭を殴られたような頭痛がおこりました。
> Dr：意識はなくなりませんでしたか？
> Pt：一瞬ぼーっとしたかもしれませんが，意識はなくなりませんでした。便座に座ったまま，頭をおさえて我慢していました。10分くらいで少し落ち着いたので，寝床に戻って休みました。
> Dr：それが10日の午前10時頃の状況ですね。その後どうなりましたか？
> Pt：昼過ぎまで寝ていましたがよくならないので，午後，救急病院に行って CT をとってもらいました。異常がないとのことで，痛み止めの処方をしてもらって，帰宅しました。
> Dr：帰宅後頭痛はよくなりましたか？
> Pt：頭痛は続いていましたが，検査で異常がなかったので我慢して寝ました。次の日も痛み止めを飲みました。今日は4日目です。こんな頭痛はこれまで経験したことがありません。まだ頭痛が続くのでかかりつけの先生に相談して，頭痛外来に来ました。

本例は，結局，前交通動脈瘤の破裂によるくも膜下出血であった。MRI − FLAIR 撮影と MRA で確定診断した。「人生最悪の頭痛」のキーワードを聞いたら，徹底的に検査をするほうがよいという例である。なお，前医の CT を取りよせて読影したところ，わずかなくも膜下出血が確認できた。専門外の日直医師が診断できないのもやむをえないかと思える程度の所見であった。

症例 25歳女性

　数ヵ月前より毎日頭痛があり，鎮痛薬やトリプタンを飲んでも良くならないとのことで紹介受診した．

Pt：4ヵ月前から毎日頭痛がします．
Dr：元々頭痛がありましたか？
Pt：風邪を引いた時に頭痛がする程度で普段は頭痛はありませんでした．4ヵ月前から頭痛がおこってその後，毎日痛みます．
Dr：頭痛が始まった日のことを思い出して詳しくお話ください．
Pt：4ヵ月前に急に頭痛が始まりました．
Dr：何月何日かわかりますか？
Pt：9月の初めです．定例の会議の日でしたから，水曜日だと思います．（カレンダーを確認して）多分，9月6日だったと思います．
Dr：なるほど．頭痛が始まったのはその日の出勤前，ご自宅ですか．あるいは職場ですか？
Pt：出勤前から少し後頭部の重い感じがありました．出勤して，会議中に痛みがひどくなってきて，頭全体が締め付けられるような感じになりました．
Dr：会議は最後まで参加されたのですか？あるいは頭痛のため途中で退席しましたか？
Pt：会議の内容に集中できませんでしたが，会議には最後まで参加しました．
Dr：なるほど．会議の後はどうなりましたか？
Pt：鎮痛薬を飲みました．生理痛で時々飲むので手元にありました．
Dr：鎮痛薬は効果がありましたか？
Pr：少し楽になりましたが完全には治りませんでした．その日は早めに帰宅して休みました．
Dr：翌日はどうでしたか？
Pt：朝からずっと痛みました．次の日は一日中痛かったです．急ぎの書類があったので出勤して仕上げました．
Dr：その後どうなりましたか？
Pt：その日も一日痛かったので，上司に許可をもらって午後から病院に行きました．MRIをとってもらいましたが，異常ありませんでした．緊張型頭痛といわれました．鎮痛薬と筋肉をほぐす薬を頂きました．
Dr：その後頭痛はどうなりましたか？
Pt：その後も頭痛が続いています．1ヵ月後に別の大きな病院に行きましたがCTも異常なしで，これまでどおりの薬を飲むように言われました．
Dr：最初に頭痛が始まった日から，今日まで，頭痛のない日は何日くらいあ

> りましたか？
> Pt：毎日痛くて，頭痛のない日はありません。
> Dr：頭痛が良くなったり悪化したりといった変動はありますか？
> Pt：ほとんど同じような締めつける感じの頭痛です。あまり変化はありません。眠っている時はわかりまんが，目が覚めるとやはり頭が痛いです。
> Dr：頭痛が悪化した時に，目から涙が出たり，目が赤く充血したりはありませんか？
> Pt：ありません。
> Dr：頭痛にともなって吐き気はしますか？
> Pt：ありません。
> Dr：頭痛が続いている時，人の話し声やTVの音をうるさく感じることがありますか？
> Pt：ありません。
> Dr：光や臭いに敏感になっているということはありませんか？
> Pt：そういえば，この頭痛が始まってから，光を眩しく感じることが増えたように思います。

　本例は，**新規発症持続性連日性頭痛（NDPH）**（⇒ p124）と診断した。NDPHの特徴は，新規に頭痛が発症し，その発症を明瞭に想起できること，発症後寛解することなく頭痛が持続することがポイントである。慢性緊張型頭痛や慢性片頭痛は連日性頭痛であっても，頭痛の程度がある程度は変動することも特徴である。

　2例の問診の進行状況を記載したが，問診のコツのひとつは，頭痛のおこった状況を具体的に時系列で確認しながら聞き出すことである。複数の頭痛の特徴を患者に抽象して述べてもらうのではなく，個々の頭痛について時系列で具体的に思いだしながら述べてもらい，鑑別に必要な事項を都度確認するのである。

文献
1. 慢性頭痛の診療ガイドライン作成委員会．Ⅰ-2．一次性頭痛と二次性頭痛はどう鑑別するか．In：日本神経学会・日本頭痛学会編．慢性頭痛の診療ガイドライン2013, pp 6 - 8．医学書院，2013．
2. 竹島多賀夫，神吉理枝，山下晋．診断のコツ，二次性頭痛診断のコツ；頭痛のプライマリ・ケア―かかりつけ医を受診することが多い"片頭痛"を中心に徹底解説．

治療. 2011;93（7）：1544-1549.
3. 菊井祥二, 竹島多賀夫. まずは見逃してはならない危険な二次性頭痛を診る, 椎骨動脈解離・脳静脈血栓症とはどのようなものか；自信がもてる頭痛診療. Medicina. 2015;52（8）：1282-1285.
4. 竹島多賀夫. 迷わない！見逃さない！頭痛診療の極意. pp 2 -142. 丸善出版, 2014.

Ⅲ その他　専門医からのアドバイス

食事指導，生活指導のコツ

> 片頭痛はじめ一次性頭痛には，さまざまな誘発因子，増悪因子が知られている。
> 誘発因子とは，その因子に暴露後数時間から数十時間後に頭痛発作が発現するもので，増悪因子は暴露されていると頭痛発作の頻度や程度が増加するものや，頭痛発作中に暴露すると頭痛が増悪するものを指すが，誘発因子と増悪因子の厳密な区別をできないことも多く，また，誘発因子にも増悪因子にもなるものがある。誘発因子，増悪因子には，生活上の特定のイベント，環境因子，飲食物の摂取，身体の変化，共存する疾病などがある。

■ 片頭痛の誘発因子（trigger），増悪因子（worsening factor）

　片頭痛患者の約75％に何らかの発作の誘発因子がある。身体的，精神的ストレス，疲労，月経，睡眠不足，睡眠過剰，天候の変化，温度差，旅行，光の刺激（光過敏），さまざまな臭い（嗅覚過敏），空腹，アルコールなどが一般的である。アルコール以外のものは緊張型頭痛の誘発因子ともなる[1]。
ストレスは頻度の高い誘発因子の1つで，約60％の患者はストレスを感じている最中に頭痛が起こり，約25％はストレスから解放されたときに頭痛が起こる。特定の飲食物が誘発因子になることがあるが，個人差が大きい。国際頭痛分類では「8.1.5　食品および添加物誘発頭痛」が採択されており診断基準も記載されているが，誘発された頭痛が片頭痛である場合には片頭痛の該当するサブタイプとしてコードする。一般的な片頭痛誘発因子を表1に示した。
　以下，各因子について述べる。

表1　一般的な片頭痛発作誘発因子

食物	年代物のチーズ，特にチェダーチーズ 乳製品 アルコール，特に赤ワイン 魚，特にスモーク（燻製）にしたもの そらまめ 硝酸塩（ソディウム・ナイトレイト）を含んでいるもの（サラミ，ホットドッグ，ベーコンなど） カフェイン中毒の禁断症状 ナッツ 缶詰めのイチジク 塩漬けニシン 鳥の肝臓 長時間食事をしない 食事を抜く 中華料理（MSG） チョコレート トマト 柑橘類 小麦
ホルモン	閉経，月経，排卵期
身体，情動	体の屈曲，かがんだ姿勢（園芸，ガーデニング作業など）重いものを持つ 睡眠パターンの変化 ショック，うつ病，ストレス 倦怠感 歯痛，他の頭痛，頸部痛 高血圧 旅行 激しい運動
環境要因	直射日光や眩しい光 大声，高い音 天候変化（低気圧，雨がふる前） TVを長時間見る 暴風，台風 喫煙，たばこの煙，たばこ臭 強い臭い，化学臭，香水 熱いお湯に入浴
内服薬	ピル 睡眠薬

◼ 食事

　ネットを検索すると頭痛を起こしうる食品リストと頭痛を予防するための食品リストがあるが，一部の食品は両方に掲載されている．つまり，ある食品が，ある患者には頭痛の誘発因子になり，ある患者には予防的因子になることがあるのである．食事指導に際し個人差があること，リストにあるすべての食品を避ける必要はないことを最初に伝える．次に，空腹が多くの片頭痛患者の誘因になるので，食事を抜かないことが重要であることを理解させる．

　頭痛ダイアリーを記録し，疑わしい食品については，避けてみる，あるいは逆に意図的に摂取して頭痛が発現するかどうか，確認してもよい．誘発因子である可能性のある食品を摂取後12時間ないし24時間以内に頭痛が発現する現象が，3回試して2回以上起これば，その患者のメジャーな誘発因子のひとつと考えてよい．

　片頭痛の誘発因子は，複数の因子が重なると発作を起こしやすくなるが，単独で頭痛発作を誘発することはそれほど多くない．たとえば，月経の際に人込みに長時間出かけ，赤ワインを飲むと頭痛発作が起こる可能性が高くなるが，月経，人ごみ，赤ワイン単独では頭痛が起こらないケースも多いということである．

　赤ワインにせよチーズなどの食品にせよ，患者が摂取したいという思いや，摂取せざるをえない状況がなければ，単純に避ければよい．しかし，たとえば，ワインは多くの人にとって人生の楽しみの一部であるし，友人や家族と食事を楽しむ機会も重要である．

　このような場合には，複数の誘因を重複させない工夫を指導するのが実際的である．

　一切，ワインを飲んではいけないとか，食事会には参加しないということではなく，その日の体調（月経周期や疲労の状況），天候が関係する者はその日の天候などを勘案して，ワインをやめておくか，グラス1杯はOKにするかを上手に判断できるようになるように指導するのである．

　食事全般については，食事を抜かないことと，バランスのよい食品をとることを勧める．

アルコール飲料：赤ワインが誘因として有名である．アルコールとポリフェ

ノールが頭痛の誘発因子として関与しているとされる。白ワインで誘発される例もある（シャルドネ頭痛）。日本酒，ビール，ウイスキー，リキュール類等，ほぼすべてのアルコール飲料が頭痛の誘因となりうる。アルコールを大量に摂取すれば多くの人が二日酔いを経験するが，それほど飲んでいないのに，飲酒後や翌日にひどい頭痛が起こり，頭痛の特徴が片頭痛の診断基準をみたせば，アルコールに誘発された片頭痛発作とする。体調に合わせて飲酒量を決めるように指導する。また，酒の種類により頭痛の起こりやすさが異なることがあり，個人差も大きいことを説明する。

チーズ，乳製品：年代物の熟成度の高いチーズが誘因になりやすい。わが国で多く消費されているプロセスチーズは誘発因子となることはそれほど多くない。ピザを沢山食べると頭痛が起こりやすいという患者がある。チーズ以外の具材も関係している可能性があるが，体調と相談して食べる量を判断するように指導する。牛乳，ヨーグルトは頭痛を予防しうる食品に掲載されることが多いが，時に誘因となる患者がある。文献的には milk allergy migraine（ミルクアレルギー片頭痛）と記載され，アレルギー反応を介して片頭痛が誘発されるとされている。

サラミ，ホットドッグ，ベーコン，ハム：添加物の硝酸塩（亜硝酸ナトリウム）などが誘因になるとされるが，わが国で生産されているものは添加量が少なく通常問題にならない。

中華料理（MSG）：化学調味料であるグルタミン酸ナトリウム（MSG）を大量に摂取すると頭痛が発現する。米国の中華料理店で食事した後に顔面紅潮，胸部不快感などとともに頭痛が起こる例があり，中華レストラン症候群（Chinese restaurant syndrome）の呼称もある。通常の使用量であればまず誘因とならない。

柑橘類：オレンジ，みかん，グレープフルーツなどは大量に摂取すると片頭痛が起こる患者に時に遭遇する。バナナ，トマトが誘因と思われる患者が数例あった。

チョコレート：チョコレートが片頭痛の誘因となるかどうかについては若干の議論がある。片頭痛発作の予兆として，甘いもの，特にチョコレートを食べたくなる片頭痛患者がいる。現象的には，チョコレート接種後，頭痛が発現しているのであるが，これは，チョコレートを摂取したから頭痛を起こしたのではなく，片頭痛の発作の最初の症状としてチョコレートを摂取しているだけであるとの解釈も可能である。チョコレートが誘因になると考えている片頭痛患者に，チョコレートを摂取させて頭痛が起こるか否かの検討がいくつかなされているが，明確な結論は出ていない。実際の患者指導として，チョコレートが誘因になるかどうかはいろいろな見解があること，片頭痛の予兆としてチョコレートを食べたくなる現象もあるので，チョコレートを我慢できなかったために頭痛が起こったと自分を責める必要はないと説明するようにしている。

カフェイン：カフェインは頭痛の頓挫にある程度有効であり，多くの市販の頭痛薬に配合されている。一方，カフェインの過剰摂取や連用はしばしば頭痛を誘発する。

　明確な基準はないが，患者から説明を求められた場合，治療薬としてカフェインを使用する場合を除き，食品，嗜好品として摂取する場合は1日300mg程度までに留めるように指導している。カフェインの含有量のデータは資料によりさまざまであるが，概略としては，コーヒー1杯約100mg，緑茶はコーヒーの約1.5倍，紅茶は半分，煎茶，ウーロン茶，コーラは約1/3とされている。

環境・日常生活

　旅行はしばしば片頭痛を誘発する。片頭痛患者は旅行をしてはいけないのかという質問をよく受ける。行きたくない旅行なら，診断書を書いてあげるのでやめたほうが良いと指導している。行きたい旅行であれば，ぜひ参加するように，ただし，あまり過密なスケジュールにはせず，余裕のあるプランを組むように勧めている。すでにスケジュールが決まっている団体旅行の場合でも，疲れすぎないように注意し，一部のスケジュールはパスしてホテルで休むように指導する。

天候：低気圧や台風，雨天が誘発因子になると感じている患者は少なくない．経験的には，相当数の患者で何らかの関与があるように思われる．天気を変えることはできないので，他の誘発因子が重ならないように指導する．

光：強い日差し，光により頭痛が誘発される者が多くいる．屋内では遮光カーテンを利用する，屋外ではサングラスやサンバイザーの使用がある程度有用である．

温度変化：夏，冷房されている場所から暑い屋外に出た場合，冬に屋外から暖房の効いた屋内に入った場合，あるいは，その逆など，急激な温度変化は片頭痛を起こしやすくすると感じている患者が多い．このような状況を避けることが可能であれば避けるが，やむを得ない場合は，回数を減らす，温度差のある場所の移動の途中の中間的な気温の場所（玄関付近や，建物のロビーなど）に居る時間を作って，温度変化の急激さを緩和することも工夫のひとつと指導している．

人込み：人込みはなるべく避け，長時間人込みの中に滞在しない，時々新鮮な空気で深呼吸するように注意する．

列車，バス：混雑が少ない乗り物を選ぶ．可能な限りゆったりしたシートを使用する．

　日帰り出張で東京と大阪を新幹線で移動すると，重度の頭痛発作が起こっていた患者にグリーン車の利用を勧めたところ，出張の際の頭痛が減った例があった．

睡眠：睡眠不足，睡眠過多（寝すぎ）のいずれも片頭痛の誘因となる．ダイアリー等で，週末に頭痛が多いパターン（weekend migraine：週末片頭痛）があれば，休日の起床時間を聞いてみる．休日は昼頃まで寝ていて，頭痛が起こっているようであれば，休日も普段と同じ時刻に起床し，身づくろいをして，それから，休日としての休息の時間を過ごすように指導すると頭痛が減少する例も少なくない．

臭い：強い香水や，化学臭により頭痛が誘発される片頭痛患者は少なくない。洗濯で使用する柔軟剤の香りが誘因になる例もある。隣席の同僚の香水や衣服の柔軟剤が誘因になっているケースは，対応が難しい。率直に話して理解してくれればよいが，しばしば，感情的にこじれて人間関係まで悪化している例がある。片頭痛の解説パンフレットなどを職場の同僚にも見てもらって理解してもらうように工夫するが，解決が難しい場合は上司と相談して配置転換などが必要なこともある。

スマホ，ゲーム：夜遅くまでスマホやゲームをしていて，朝，頭痛で起きれず，昼過ぎまで寝ていて，また，夜は眠れないのでスマホ，ゲームをしているケースがある。小児に多い。スマホ，ゲームを一切禁止にするのは，多くのケースで現実的でない。22時，あるいは23時など，具体的に時間を決めて電源を切り，眠れなくても午前6時までは触らないことを指導する。小児であれば，電源を切った後，スマホを親に預けるよう指導する。

クラブ活動，学校生活：学校の授業のペースについていけない，クラブ活動の練習が厳しすぎて負担になっていて，頭痛を悪化させているケースが少なくない。親や先生からの期待が大きすぎて負担になっている場合もある。スポーツや芸術での特待生として入学していて，負担が大きい場合もある。まずは，無理のないペースで学校生活を送るように指導する。場合によっては同じ学年を2回学んでも良いし，より適した学校に転校することも選択肢として説明するとよい。学校での人間関係，いじめなどに巻き込まれている場合には，学校側に対応を相談するように指導する。

体重管理とダイエット：肥満は片頭痛の発症リスクとは相関しないが，片頭痛の慢性化に関与する危険因子と考えられている。適正な体重維持が重要であることを説明する。一方，極端なダイエットにより食事を抜いたり，栄養バランスが乱れて頭痛が悪化しているケースにも遭遇する。

精神的ストレス：多くの患者で誘発因子になる。前述のとおりストレスを感じている時に頭痛が起こる場合とストレスから解放された際に起こる場合があ

る。完全にストレスのない生活は現実的でないが，ストレスを感じるような状況を減らす，あるいは，ストレスを上手に解消するように指導する。頭痛が続くと，頭痛そのものがストレスになっている患者もある。自分の頭痛はどんどん悪化するに違いないといった破局的思考，悲観的思考は頭痛を増悪させる。頭痛があっても，自分の頭痛はきっとよくなると，ポジティブに考えるように指導する。

■「頑張りすぎない」の指導がポイント

生活指導に際し，頭痛ダイアリーを通して各々の患者の状況を見極めること，関連のありそうな誘因を探り，誘因がなるべく重ならないように工夫をすることがポイントである。

生真面目すぎる患者には，仕事や家事，学業で完璧を目指さず上手に手抜きをしてやり過ごすことで頭痛が起こりづらくなる可能性があることを伝える。

片頭痛発作で寝込んだ後，調子がよくなると，寝込んでいた時のマイナスを取り返そうと頑張りすぎて，無理をしてまた頭痛発作が起こるということを繰り返しているケースなどでは「頑張りすぎないように」という指導がよい。

表2　8.1.5「食品および添加物誘発頭痛」の診断基準（ICHD-3 β）

A	いずれの頭痛も C を満たす
B	感受性のある患者で，必ずしも同定されないが，頭痛を引き起こす可能性がある1つ以上の特異的な物質を含む食品および添加物の摂取
C	原因となる証拠として，以下のすべてが示されている 1．頭痛は食品あるいは添加物の摂取後12時間以内に発現する 2．頭痛は食品あるいは添加物の摂取後72時間以内に消失する 3．頭痛は以下の4つの特徴のうち少なくとも1項目を満たす 　a）両側性 　b）強さは軽度〜中等度 　c）拍動性 　d）身体的活動により増悪
D	ほかに最適な ICHD-3 の診断がない

文献

1. 慢性頭痛の診療ガイドライン作成委員会．CQ II-1-5．片頭痛の誘発・増悪因子にはどのようなものがあるか．In: 日本神経学会・日本頭痛学会編．慢性頭痛の診療ガイドライン2013．医学書院，2013.pp97-99．

コラム

不登校と頭痛

　頭痛が頻発し不登校になっている小児が頭痛外来にやってくることがある。主訴は頭痛なので，頭痛外来を受診することは自然のなりゆきであるが，親の希望は頭痛が改善し，学校に行けるようになることである。片頭痛の診断を適正に行い，急性期治療薬と必要があれば予防薬を調整すると頭痛発作が減少して欠席せざるをえない日が減るケースがたくさんある。これは頭痛診療医にとっても，患児と両親にとってもハッピーなシナリオである。一方，連日性の頭痛，いわゆる慢性連日性頭痛の状態で，国際頭痛分類では，慢性片頭痛，慢性緊張型頭痛，あるいは新規発症持続性連日性頭痛の診断になるケースがある。標準的な薬物療法，生活指導をしてもほとんど治療効果がえられないケースである。医師も困るが，患児も親も困っており，複数の医療機関を転々とする状況になりやすい。転医されると，医師は敗北感を感じるものの，反面，少しほっとするようなケースだ。心療内科やメンタルヘルスでカウンセリング，認知行動療法をしてもらうと安定することもある。スポーツや音楽などの特待生で入学しており，プレッシャーが大きい場合もある。進学校で授業のペースについていくことが難しい子もいる。所属するクラブ活動のレベルが高く練習が辛い子もいる。このような子どもはしばらく，学校を休ませて，環境が整えば復学，難しければ転校することで頭痛が減ることもある。両親の期待が大きすぎるケース，両親が過干渉でいわゆる「毒親」の状況になっているケースもある。筆者は認知行動療法や精神療法の正式なトレーニングをうけたわけではないが，患児と親の話を傾聴し，頭痛治療の目標をあまり上げすぎないこと，物事や将来を楽観的に考えるようにし，破局的思考に陥らないようにといったことを繰り返し，辛抱強く話していると，ある時期がくると，頭痛が軽減したり，頭痛が消えてしまう例を経験している。それなりの時期がきて頭痛が自然寛解したのか，門外漢ながら認知行動療法的対応が有効であったのかは定かでないが，受け皿のない頭痛で困っている子供たちを見捨てずに対応したいと思っている。科学的かつ専門的な研究によりエビデンスに基づいた標準治療が確立される日を待ち望んでいる。

Ⅲその他　専門医からのアドバイス

病診連携，地域ネットワークの構築

　病診連携や病病連携，あるいは地域連携など，医療機関の機能分担とネットワーク化が進んでいる。頭痛診療でも，この流れは同様である。医療資源の効率的配分と有効活用による医療費の抑制の意図も見え隠れするが，重要なことは頭痛患者が必要とする最適な頭痛医療に容易にアクセスできる体制を構築することである。
　頭痛患者のニーズは様々であるが概ね，3つに集約することができる。第1は，二次性頭痛の不安の払拭のための診察や検査，第2は頭痛の治療，そして第3は頭痛の原因，理由を知りたいという情報提供のニーズである。正確な頭痛診断と適切な治療を行い，患者のニーズに対応できれば，患者の満足度は高まる。

■ プライマリ・ケア医の役割

　通常の片頭痛や緊張型頭痛はプライマリ・ケア医が診断し治療すべき疾患である。すべての片頭痛患者，緊張型頭痛患者が頭痛専門外来を訪れる必要はないし，また，全例に脳画像検査が必要というわけでもない。適切な問診と診察で二次性頭痛の可能性が乏しく，典型的な症状で，標準的な治療が奏功すれば，頭痛専門医や設備の整った基幹病院を受診する必要はないだろう。患者あるいはかかりつけ医が二次性頭痛の不安を払拭できていない場合，頭痛診断が明確でない場合，治療成果に満足できない場合には専門医や基幹病院への紹介が必要である。

■ 脳画像検査

　一次性頭痛の診断における画像診断の有用性については，十分なエビデンスがないのが現状である。CTやMRIなど，脳の画像検査を行えば，偶発的に，未破裂動脈瘤，無症候性の脳梗塞や脳腫瘍が見つかることがあるが，ただちに

頭痛の原因と結びつけるべきではない。古くは片頭痛患者の0.1％に脳動静脈奇形がみつかり，手術すれば片頭痛様頭痛がなくなるとされた時代もあったが，現在では，小さな未破裂の脳動静脈奇形と片頭痛の有意な相関はないとの考えが主流である。むやみに患者の不安を煽って，過剰な検査を行うことは，医療資源の有効利用の観点や，放射線被爆の問題からも避けるべきである。ただし，多くの頭痛患者が，器質疾患の不安をもっており，脳画像検査や適切な神経診察が患者の不安を解消し頭痛治療に好ましい影響を与えているので，適宜，検査を実施することを否定するものではないことも付け加えておきたい。また，一次性頭痛の可能性が高い患者，すなわち緊急性が高くない患者に脳画像検査を実施する場合は，CTではなくMRIを原則とすべきである。MRIのほうが，頭痛診療に有用な情報量が多く，被爆もしないからである。頭痛患者のMRI検査は，T2強調像，FLAIR画像，MR-Aを必ず撮影し，水平断，冠状断，矢状断の3方向を撮影するのがよい。当院神経内科はT2-水平断，FLAIR-冠状断，T1-矢状断とMRAをルーチンとして，病態，鑑別すべき疾患により，拡散強調像，T2*像，SWI，BPAS，MR-venography，ASL-perfusion，CISS撮影などを追加している。ルーチン撮影で，頭蓋内の占拠性病変，虚血病変，出血，脱髄，動脈瘤，AVM，動脈解離，キアリ奇形が概ね発見ないし除外できる。

　一次性頭痛の患者に画像検査を実施した際は，単に異常がないことを告げるだけでは多くの患者は満足しない。ひどい頭痛に繰り返し悩まされているのは，脳に何らかの異常があるに違いないと患者は信じているので，MRIは異常がないことの説明にあわせて，片頭痛や緊張型頭痛といった頭痛診断と，そのメカニズムについて説明する必要がある。通常のMRIで可視化できるような異常がないこと，MRIでは見えないが，体質的に脳が痛みに敏感な状態があり，脳の表面にある硬膜の三叉神経からCGRPという物質が過剰に放出されて炎症が拡がると片頭痛発作が起こるといった説明をすることで患者は病態を理解し納得できるのである。

地域連携，役割分担

　頭痛診療に必要な機能を挙げてみると表1のごとくになる。また，医師，医

表1 頭痛診療に必要な機能

I 頭痛の診断
1）二次性頭痛の除外：神経診察（神経学的検査），脳画像検査（MRI，CTなど），脳波，心電図，一般儀血，髄液検査，脳血管撮影
2）一次性頭痛の診断（国際頭痛分類準拠：階層化された分類でコードの桁数が大きいほど細分類された頭痛病名） 一桁診断：1．片頭痛，2．緊張型頭痛など 二桁診断：1.1前兆のない片頭痛，1.2前兆のある片頭痛など 三桁以上の診断：1.2.1.1典型的前兆に頭痛を伴うもの，1.2.2脳幹性前兆を伴う片頭痛，1.2.3片麻痺性片頭痛，3.2.2慢性発作性片側頭痛など
3）関連科の診断：眼科，耳鼻咽喉科，婦人科，整形外科，精神科，心療内科
II 頭痛治療
1）標準的治療が奏効する頭痛 反復性片頭痛（トリプタン治療），反復性緊張型頭痛，反復性群発頭痛 その他の一次性頭痛
2）稀な頭痛，複雑な頭痛（治療選択肢，エビデンスあり） 高頻度反復片頭痛，慢性片頭痛（予防療法，急性期治療薬の調整） 薬物乱用頭痛，慢性群発頭痛，発作性片側頭痛， その他の一次性頭痛（一次性穿刺様頭痛，一次性咳嗽性頭痛など）
3）稀な頭痛，複雑な頭痛（治療選択肢，エビデンス乏しい） SUNCT/SUNA 新規発症持続性連日性頭痛 複雑化した薬物乱用頭痛 RCVSによる頭痛
III 頭痛に関する情報提供
片頭痛，緊張型頭痛の病態，特徴 片頭痛の生活指導，食事指導 片頭痛のメカニズム，病態 新規治療情報，その他

療機関をやや強引にカテゴリー分けすると表2のごとくとなる。地域医療の各プレイヤーがどのような分担で患者のニーズに応えるかということである。

標準的には，**①クリニック-かかりつけ医（非頭痛専門医），②基幹病院（神経内科・脳神経外科専門医・非頭痛専門医），③基幹病院（頭痛専門医）**の三者がいる。急性頭痛はまず②を受診して，緊急性の高い二次性頭痛の原因を検索，一桁レベルの頭痛診断をして対応，改善すれば①へ，改善が乏しければ③

表2　頭痛診療にかかわる医師，施設

医師：診療科・標榜科
1）かかりつけ医（プライマリーケア医） 2）神経内科専門医，脳神経外科専門医 3）その他の診療科（専門医） 4）頭痛専門医
施設
1）クリニック 2）急性期病院（地域基幹病院，検査設備＋） 3）慢性期病院

へ紹介。慢性頭痛（長年にわたり頭痛を繰り返す）は①を受診し一桁の頭痛診断をして，治療開始する。頭痛が典型的でなければ③に紹介。二次性頭痛の疑いがあれば②または③に紹介して検査する。①での治療で改善しなければやはり③に紹介。

　頭痛専門医がMRIなどの装備をもってクリニックを開設している場合（④） は，急性頭痛も慢性頭痛も④を受診し，二次性頭痛で入院が必要なケースは②または③に送り，一次性頭痛であれば④の診療で完結する。しかし，現実には，すべての頭痛患者に対応できるだけの④の医師／施設が存在しないので，①を受診した患者を必要に応じて，②，③，④に紹介する形になる。

　患者が③を受診した場合，適切な頭痛診断がなされるであろう。一次性頭痛であれば，治療を導入後，標準的な症例は①に逆紹介をする。難治例は複雑な症例は③で治療を続ける。二次性頭痛など頭痛以外の治療が必要な場合は，疾病特性により②に紹介することになる。

■ 地域頭痛センター

　日本頭痛学会は頭痛専門医，教育病院，頭痛センターを全国に配置する構想をもっているが，まだ，患者のニーズに十分に応えられるだけの人員，施設が確保できていない。

　頭痛センターなど地域の頭痛診療の中核施設を配置し，頭痛診療のレベルアップをはかり，患者のニーズに応えようとしている。

　頭痛センターの立場から述べると，地域で頭痛に関する勉強会や講演会を企

画し，かかりつけ医に，頭痛診療に対する興味をもっていただき，基本的な頭痛性疾患の概念と治療薬の知識をもっていただくようにする．頭痛患者をみたら，鎮痛薬を処方しておしまいではなく，頭痛診断（一桁でもよい）を検討し，処方パターンのバリエーションを増やしていただく．迷うケースは専門医（③または④）に紹介いただき，診断や治療結果をフィードバックすることで，頭痛診療に積極的に参画いただくようにお願いすることで，地域の頭痛診療レベルが向上する．興味のあるかかりつけ医は，二桁以上の診断もできるようになり，頭痛専門医の取得を目指す方も現れるのである．

　頭痛診療のゴールは，危険な二次性頭痛を見逃さないこと，頭痛患者のQOLを改善することである．患者のニーズを満たし，このゴールを実現するために，各々の地域の実情に応じた，地域連携が重要である．

III その他　専門医からのアドバイス

困った頭痛患者の対処法

> 　常識的なルールを守ってくれなかったり，暴力的な言動をしたりといった困った患者は頭痛外来に限ったことではないが，ここでは，こういったいわゆるモンスターペイシェントではなく，普通の患者さんなのだが，頭痛で診療していると医師の側が困ったなあと感じて，陰性感情をもってしまったり，投げ出したくなるような患者の対処法について考えてみたい．他章でも述べたが，患者のニーズは概ね器質疾患の否定，頭痛の治療，病状，病態の説明である．ニーズが満たされていないと患者が感じている時に，医療側と患者の認識にギャップが生じて困ったことになる場合が少なくない．

■ ダイアリーをつけてくれない患者

　頭痛ダイアリーの記録は頭痛診療の基本である．月に何日頭痛があり，頭痛の程度はどれくらいか，急性期治療薬の服薬はどの程度であるのかといった基本情報を確認せずに，頭痛治療が奏効しているのか，うまくいってないのかを判断することは不可能である．まずは頭痛ダイアリーがなぜ重要なのかを説明する．次に毎日記録できなくても，3日分あるいは1週間分まとめてつけてもよいと説明する．患者さんが診察室に入ってきてから，前回の診察以降のことを思い出しながら話し始めるのではなく，待合室で待っている間に前回の診察以降の状況を頭痛ダイアリーに記載してくれるだけでも情報が増え，診察時間を有効に使えることを伝える．あるいは普段の頭痛の状況をご自身の手帳やスマホのカレンダーにメモをしておくように指導する．手帳を見せてもらって問題なければ，それでもよいし，手帳を見せたくなければ，頭痛ダイアリーに転記するように伝える．それでも難しい場合は，薬を飲んだ日を薬の袋や錠剤のケースにメモしておくように伝える．最近ほとんど頭痛がないのでつけていませんという患者には，頭痛がなければ最初の日付だけ記載してあとは白紙でもこの時期には頭痛がなかったという記録になるので，頭痛治療をする上で重要

であることを伝えると多くの患者は応じてくれる．どんなに説明しても，様々な妥協案を提案してもつけてくれない患者は，最低限の情報として，急性期治療薬の残りの錠数の情報を記載して，前回受診以降の急性期治療薬の使用数を把握するようにする．

予防薬を飲んでくれない患者

　まずは，なぜ予防薬が必要かということを説明する．これは当たり前のようで，説明が難しい場合もある．高血圧の患者に降圧薬を処方するのは，血圧を下げて，将来の脳梗塞や心筋梗塞を未然に防ぐためであると説明すると思う．片頭痛の予防薬は片頭痛発作の回数を減らし程度を軽くするために処方するが，患者は毎日薬を飲まなくても，頭痛の際に鎮痛薬やトリプタンを服用すれば大丈夫だと思っている場合が少なくない．急性期治療薬を飲みすぎると薬剤の使用過多による頭痛（薬物乱用頭痛）を誘発し，頭痛が慢性化し治療が難しくなる可能性があること，慢性的な頭痛が続くと脳にさまざまな好ましくない変化がおこりうることなどを説明して予防薬の必要性を理解させる．

　患者が予防薬の服用について不安をもっている場合がある．一度飲み始めると一生飲まないといけないのか，副作用が出るのではないか，服薬していることで社会的なデメリットをうけることはないのかなどである．

　患者がもっている不安に対し，丁寧に説明して理解を得ることが大切である．処方した予防薬についてネットで調べるとうつ病の薬と書いてあった，躁うつ病やてんかんの薬と書いてあったので怖くなってやめたという患者も少なくない．うつやてんかんの治療にも使用する薬であるが，片頭痛にも使う薬であることをきちんと説明する．特に適応外使用の場合は詳しく説明する必要がある．たとえば，アミトリプチリンは厚労省からの通知により片頭痛，緊張型頭痛への使用が保険診療上承認されているが，正式な適応症として追加されていないため説明が難しい面がある．アミトリプチリンは夜尿症の治療に適応があり，子供での使用経験が多いことを説明すると受け入れられやすいこともある．

治療の要求が非現実的な患者

　頭痛ダイアリーをみていると，治療前に比べてかなり頭痛が改善しているにもかかわらず，まだ頭痛があると訴え続ける患者がいる。主治医としては，投薬前より頭痛の頻度もかなり減って治療が有効と判断しているのだが，患者は，まだ，毎月，1回は頭痛が起こって困ると執拗に訴えるといったケースである。生活指導も行い，希望に応じて，予防薬の調整も十分にしており，主治医としてはこれ以上無理に予防薬を増やす必要は無いと考えているような場合である。患者－医師関係を築いた上で，それぞれの患者の個性に応じて対応するのがよいが，概ね筆者は下記のように説明している。「まったく頭痛が起こらなくなったら素晴らしいし，そのお気持ちはよくわかります。一度飲むと，その後，一生頭痛がおこらなくなる，魔法のような治療があればいいと思うけれど，今のところ現実的には，魔法の薬はありません。現在の頭痛の治療内容で様子をみるのが現状では一番よいと思います。ただ，将来もっとよい治療法が出てくる可能性はあるのでその時は是非試してみましょう」

話が長い患者

　頭痛診療は患者の話を丁寧に聞くことがスタートラインである。初診の際，話が長くなるのは，やむを得ない。初診が15分で終われば早いほうで30分以上かかることも少なくない。

　しかし，再診も含め，毎回30分の時間をとって診療することは，わが国の多くの頭痛外来では非現実的であると思われる。また，30分かけられるのであれば，単に患者さんのお話を傾聴しているのみでなく，認知行動療法的介入を検討したほうがさらに治療効果があがるであろう。このような診療ができる制度を設計してゆくことが大切であると思うが，まずは現実的な対応を述べる。

1) 時間を区切る。いつも話が長くなる患者さんの診察に際しては，診察開始時に時刻を確認して，まずは10分程度，患者さんの話を傾聴する。そして，治療方針，処方を決定し，次回受診日を決める。まだ話したそうな場合は，他の患者さんも沢山お待ちですので，続きは次回の診察時に伺いますと伝えて診察を終了する。それでも患者が動かない場合にはクラークに

合図して退室を促させる。
2）予約時刻をその日の診察の最後の方にしてなるべく時間をとる。話が長くなる患者さんを診察の最後のほうにして，多少長くなっても全体の外来診療の進行への影響が少なくなるようにする。午前中の早い時間の予約を強く希望する場合には，その時刻の予約だと，診察時間が短くなることを伝えて，患者の意思で選択してもらうことでうまく対応できることがある。
3）1回の診察で話すポイントを絞る。患者は話したいこと，質問したいことを沢山もって受診することがある。メモのリストが長そうな場合は，「今日もたくさんの事柄がありそうですが，全部は無理なので，特に大切なものを3つ伺いましょうか？」といった形で1回の診察で，議論したり，説明する項目を絞って時間を調整する。
4）テーマが脱線したら医学的な話にもどす。患者さんといろいろ話していると，頭痛に関連した話題ばかりでなく，家族関係，会社で悩みなどの話で，人生相談のようになることがある。雑談も患者の環境や考え方を知るという点で重要な意味をもつことも少なくないが，雑談ばかりをしているわけにもいかないので，たとえば，「なるほど，会社でのストレスが頭痛に悪影響を及ぼしていることがよくわかりました。私があなたの会社の人間関係の問題を解決することはできませんが，ご希望であれば会社に提出する診断書を作成することは可能です」といって，頭痛治療の議論に戻す。

言うことを聞かない患者

よかれと思って勧めた検査や治療を勝手にキャンセルしたり中断したりする患者に遭遇することがある。検査については必要不可欠と判断すればもう一度説得し，その旨，カルテに記載する。少し待っても良いと思える場合は，患者の希望により延期としておく。処方した薬をきちんと飲まない，あるいは処方をいらないという患者もいる。多くの医師は，患者に対してパターナリズム的対応，すなわち，強い立場の医師が，弱い立場の患者の利益のためを考えて，患者の意志にかわらず方針を決定しようとする傾向がある。これを患者に断りなく覆されると不快に感じ，陰性感情をもってしまう場合があるので注意が必要

である．最終的には患者の自己決定を尊重するということになるが，言うことをきかない理由を探ってみると解決する場合がある．たとえば，検査，薬の費用が心配であったり，通院のスケジュール調整が難しいと思っていたりしているのであるが，それを言い出せずにいる場合もある．理由がわかれば解決できることもある．一方，診断に基づいて勧めた処方を断り，患者がこの検査をしてほしい，この薬を処方してほしいと希望することもある．検査や処方を希望する理由が合理的と思われれば対応するが，医学的合理性がなければ，少なくとも保険診療ではできないことを伝える．自由診療として応じるかどうかはケースバイケースで判断している．

ドクターショッピング

　頭痛に限らずドクターショッピングを繰り返す患者は少なくない．なんらかの医療不信をもっているケースもある．患者―医師関係をうまく築けない患者が次々と複数の医療機関を受診している場合もある．しかし，中にはこれまで適切な頭痛診断と治療を受けていない者もあり，ドクターショッピングを繰り返した結果として，適正な頭痛診断にたどり着いている患者もいる．これまで多くのドクターショッピングをしてきた患者が初診できた場合には，まず，これまでに受診した医療機関名と担当医名，頭痛の診断名，主要な処方内容を確認する．多すぎて，自分で聞くと時間がかかりすぎると思われる場合には外来クラークや看護師，病歴士に聞き取りと整理を依頼する．これまでの診断や治療が適正である場合は，なぜ患者が満足しなかったを探ってみる．トリプタンの服薬タイミングの問題や予防薬の効果発現に2ヵ月程度かかることを理解していなかったりといったケースも少なくない．医療側の説明不足のこともあるが，患者の勝手な思い込みや誤解のこともある．

　また，これまでの治療が標準的かつ適正で，難治例の患者である場合はそのことを伝える．基本的な頭痛診断，治療方法はこれまでと大きく変わらないことを伝え，前医と情報共有をする必要があることを説明する．前医に連絡をし，診療情報の提供を受ける，あるいは，こちらでの診療情報を記載して前医への再受診を促すようにしている．このような形を取るようにすると，地域の頭痛診療のネットワークのなかで多少，彷徨っても，標準的な診療をうけるこ

とができ，無駄な検査の繰り返しを避けることができ，医療資源の有効活用ができると考えている。

　これまで受診した医療機関の診療内容が，現在の標準的な頭痛診療のレベルからみてかならずしも適正でない場合でも，患者に同調して前医の批判はしないほうがよい。後医は名医である。また，専門外のドクターが精いっぱいの対応をしていると思われるケースもある。頭痛専門医にとっては当たり前の慢性片頭痛，薬物乱用頭痛，群発頭痛の診断が，一般内科や，頭痛にあまり興味のない脳外科医には診断が難しい場合がある。

　私がよく使うフレーズは「○○先生の診断や治療法は間違いではありません。ちょっと前の教科書にはそのように書いてありました。ただ，最近は頭痛の診断法や治療が進んできて，頭痛の専門家は，あなたの頭痛を「○○頭痛」（たとえば，慢性片頭痛，複合鎮痛薬薬物乱用頭痛，反復性群発頭痛）と診断するようになってきています」

　この説明のポイントは，患者は間違った医療を受けていたわけではないが，当院にきて最新の医療を受けることができるようになったと理解していただくことで，前医に対する不要な不信感を持たせない点にある。前医がかかりつけ医であれば，診療情報を提供しておくことで，病診連携のきっかけとなる。

頭痛性疾患の保険診療

　片頭痛，緊張型頭痛，群発頭痛は主要な一次性頭痛であり，罹患している患者数も多い。以前は保険診療で使用できる，頭痛治療薬は限られていたが，近年，使用可能な薬剤のラインナップが充実してきている。

　トリプタンの発売は欧米より約10年遅れたが，現在では5種類，9剤形が使用可能であり，一部はジェネリック製剤も発売されている。

　鎮痛薬は頭痛の適応症を持つ薬剤は案外少なく，アセトアミノフェン，アスピリンなどに限られている。頭痛によく使用される NSAIDs には頭痛の適応症がなく，片頭痛や緊張型頭痛に随伴する頚肩腕症候群などの病名で使用されてきた。頭痛学会等からの要望により，ロキソニンは平成21年，ジクロフェナック，インドメタシンは平成23年に出された厚労省医療課長通知により，片頭痛，緊張型頭痛の病名のみで，保険診療における適応外使用が認められている。

　片頭痛予防薬は比較的新しい薬剤で正式に承認されているのはロメリジンのみであった。古くから適応が認められていた薬剤としては，ジメトチアジン，ジヒドロエルゴタミンなどがあった。バルプロ酸，プロプラノロールが公知申請により，開発治験を省略して適応が拡大された。三環系抗うつ薬のアミトリプチリンは片頭痛，緊張型頭痛に対して適応外使用が認められている（厚生労働省保険局医療課長通知 H24年9月24日付）。

適応外の薬剤と共存症

　片頭痛予防効果の比較的良質なエビデンスがありながら，わが国では片頭痛や緊張型頭痛，群発頭痛に保険適応がない薬剤がある。たとえば，メトプロロールやカンデサルタンは片頭痛予防効果の良質のエビデンスがあるが，わが国では高血圧などの適応に留まっている。片頭痛と高血圧の両方がある患者においては，これらの薬剤は高血圧に加え片頭痛も治療することができる選択である。降圧剤の中には，逆に片頭痛を悪化させうる薬剤もある。片頭痛を悪化させうる薬剤を高血圧治療薬として処方し，一方で，片頭痛の適用がある薬剤

を処方するのは，処方の組立としては推奨できない．片頭痛治療を考える際，共存する他の疾患，身体状況にも留意して，個々の患者に最適な薬剤選択をすることが望まれる．

保険診療における適応外使用は，厚労省医療課長通知等で承認されているもの以外は原則として避けるべきである．適応外の薬剤を使用する場合は，患者に十分に説明した上で，自由診療や特定療養（治験），先進医療などの枠組みで実施する．

薬剤による重篤な有害事象が発生した場合，保険診療の枠内の使用であれば医薬品副作用救済制度による補償が受けられるが，適応外使用の場合は適用されない可能性があることも知っておく必要がある．

診断書

医師，医療機関の社会的役割のひとつに，健康上の不具合に苦しむ者に病名，診断名を与え，患者として休養する権利を承認することがあげられる．勿論，その診断は医学的に合理的かつ適正なものでなければならない．重度の片頭痛発作は，病気による欠勤の理由になるし，群発頭痛発作は一定期間の休養ないし勤務内容の軽減の正当な理由になる．頭痛患者に診断を与え，診断書を発行することは，医師の重要な役割である．

慢性片頭痛や新規発症持続性連日性頭痛などで，長期にわたり勤務が困難な場合がある．頭痛ダイアリーや適切な問診で，連日性の頭痛があり，勤務が困難な状況であることが確認できれば，傷病手当の診断書も含め，就業困難，あるいは登校困難の診断書を作成し，頭痛で苦しむ患者を支援することができる．

連日性の頭痛でほとんど寝たきりの状態で過ごしている患者もいる．この状態をもって身体障害の認定や障害年金の受給のための診断書を求められる場合があるが，その対応には，要件を満たしているかどうか慎重な判断が必要であり，多くの一次性頭痛では該当しないと筆者は考えている．

生命保険加入拒否問題

　片頭痛で治療中の患者が生命保険の加入を拒否される事例があり，日本頭痛学会の関連委員会で取り上げられたことがある。頭痛学会の見解としては，片頭痛は保険加入を制限されるべき疾患ではないことが強調されている。保険会社によっては定期通院，服薬が問題視されるケースがあるようである。詳細は頭痛学会の Web サイトを参照いただきたい。

日本頭痛学会，片頭痛の保険加入拒否問題についての見解
http://www.jhsnet.org/information/20120428_info.htm

　具体的な対応としては，片頭痛として通院中であるが，健康上の問題はない旨の診断書を発行することで解決できる場合や，脳画像検査に異常がない旨の診断書でクリアできる場合もある。あるいは，片頭痛を問題視しない他の保険会社の保険に加入することを検討するのも選択肢であろう。

索　引

英数字

'alarm clock' headache　124
ACE 阻害薬　93, 94
ARB　93, 94

βブロッカー　155
β遮断薬　92

Ca 拮抗薬　35, 91
cerebral venous thrombosis, CVT　3, 128
CGRP 拮抗薬　89
chronic daily headache, CDH　46
comorbid disorder　153
crowned dens syndrome, CDS　17

Horner 症候群　107

ICHD-2　59
ICHD-3　61
ICHD-3β　59
Idiopathic intracranial hypertension, IIH　8

jabs and jolts　123
jolt accentuation　7, 127

leonine face　105

Medication overuse headache, MOH　47, 81, 133, 140

NaSSA　155
NDPH　124, 161

nimodipine　35
NSAIDs　2, 18, 19, 84, 100, 108, 111, 146, 185
nummular headache　19
nVNS　111, 115

pain-matirx　57
posterior reversible encephalopathy syndrome, PRES　35
post-traumatic headache, PTH　130
PTSD　142

Raeder 症候群　107
RCVS　33, 119, 160

sawtooth pattern　32
Short-lasting unilateral neuralgiform headache attacks with conjunctival injection and tearing, SUNCT　30, 104, 116, 176
Short-lasting unilateral neuralgiform headache attacks with cranial autonomic symptoms, SUNA　31, 63, 104, 116, 176
sinus headache　127
SNRI　144, 155
SSRI　144, 155

TACs　31, 38, 61, 103, 114
Tolosa-Hunt 症候群　107
trauma or injury　130
Trigeminal autonomic cephalalgias, TACs　26, 38

walk-in SAH　126

あ行

アイスクリーム頭痛　63, 122
アイスピック頭痛　123
赤ワイン　167
亜硝酸ナトリウム　168
アスピリン　100, 185
アセタゾラミド　10, 146
アセトアミノフェン　85, 100, 185
アミトリプチリン　21, 92, 101, 134, 144, 180, 185
アロディニア　123, 128, 143

異常感覚　123
一次性頭痛　62, 98, 119, 156
イブプロフェン　85
飲酒　2
陰性感情　179
陰性徴候　78
インドメタシン　22, 25, 30, 85, 111, 114, 119, 185
インドメタシンファルネシル　17, 25

うっ血乳頭　7
運動時頭痛　120
運動麻痺　159
運動療法　101

エルゴタミン　46, 84, 140
塩酸ロメリジン　91, 110

音過敏　42, 45, 82, 158, 99

か行

外傷　6
外傷後頭痛　130
咳嗽性頭痛　119
開頭術による頭痛　136
解離性動脈瘤　129
かかりつけ医　174
可逆性脳血管攣縮症候群　33, 119, 160
下垂体卒中　121

肩こり　7, 12, 82, 160
葛根湯　94
褐色細胞腫　148
ガバペンチン　27, 30
カフェイン　169
貨幣状頭痛　19, 123
カルバマゼピン　25
癌　6
感覚障害　159
感覚鈍麻　123
柑橘類　168
眼充血　22, 25, 30, 115, 123
感染症　6
眼痛　127
カンデサルタン　185
漢方薬　93
寒冷刺激による頭痛　122

器質疾患　175, 179
偽性脳腫瘍　8
稀発性緊張型頭痛　99
稀発反復性緊張型頭痛　99
気分安定薬　155
嗅覚過敏　165
共存症　153
巨細胞性血管炎　160
鋸歯状パターン　32
緊張型頭痛　62, 98, 152

くも膜下出血　3, 126, 153, 160
クラウンデンス症候群　17
グルタミン酸ナトリウム　168
群発頭痛　26, 38, 103

経口抗凝固薬　3
頸椎環軸椎偽痛風　17
血液疾患　6
月経　45, 167
月経関連片頭痛　87
血栓　6
ゲパント系薬剤　89

ゴーグル頭痛　63
コーヒー　42, 124, 169
抗うつ薬　92, 101
口腔内速溶錠　86
口腔内崩壊錠　86
高血圧　70, 87, 92, 105
高血圧性頭痛　147
高血圧性脳症　148
高山性頭痛　146
甲状腺機能低下症による頭痛　149
抗てんかん薬　91, 94
硬膜外自家血注入療法　16
国際疾病分類　60
国際頭痛分類　59
呉茱萸湯　94

さ行

三環系抗うつ薬　101, 144, 155, 185
三叉神経・自律神経性頭痛　62, 103, 114, 119
三叉神経自律神経性頭痛　38
三叉神経痛　25, 26
酸素吸入　108

ジェネリック製剤　88, 185
視覚障害　43
ジクロフェナック　85, 100, 185
視神経炎　22
持続性片側頭痛　63, 27, 103, 114
持続性片側片頭痛　46
失語性言語障害　159
ジヒドロエルゴタミン　185
ジメチアジン　185
視野狭窄　22
視野障害　43
臭過敏　42
重症薬疹　32
自由診療　95, 183, 186
週末片頭痛　170
数珠状病変　35
静脈還流障害　4
静脈性梗塞　4

食事指導　167
自律訓練法　101
視力障害　8, 22, 159
心因性疼痛　52
侵害受容器　52
侵害受容性疼痛　52
侵害受容入力の伝達に関与する中枢神経ネットワーク　57
新規発症持続性連日性頭痛　124, 161, 186
神経障害性疼痛　52
人生最悪の頭痛　157, 161
心臓性頭痛　150
診断書　186
心的外傷後ストレス障害　142

髄液減少症　15
髄液シャント手術　10
髄液漏出症　15
髄膜炎　127, 160
睡眠過多　170
睡眠時頭痛　124
睡眠時無呼吸性頭痛　146
睡眠不足　95, 106, 165, 170
頭痛 Click　74
頭痛センター　177
頭痛ダイアリー　49, 70, 99, 134, 144, 160, 167, 172, 179, 186
頭痛体操　101
頭痛頓挫薬　154
頭痛問診票　13, 136, 156
ステロイド　19
ステロイドパルス療法　22
ストレス　171
スマトリプタン　37, 85, 108

性行為に伴う一次性頭痛　121
精神疾患による頭痛　152
制吐剤　159
制吐薬　84, 89
生命保険加入拒否問題　187
西洋フキ　94

脊柱管狭窄症　133
絶食による頭痛　150
セレコキシブ　85
セロトニン・ノルエピネフリン再取り込み阻害薬　144
セロトニン再取り込み阻害薬　144
セロトニンを介する系　55
閃輝暗点　43, 76, 106, 159
穿刺様頭痛　123
先進医療　186
潜水時頭痛　146
喘息　19
前兆　159

双極性障害　154, 155
側頭動脈炎　160
その他の一次性頭痛　62

た行

大うつ病　153
帯状疱疹　128
代替療法　93
脱水症　150
多発性硬化症　23
短時間持続性片側神経痛様頭痛発作　30, 103, 115

地域頭痛センター　177
地域連携　174
チーズ　167
蓄膿症による頭痛　127
中華レストラン症候群　168
釣藤散　94
チョコレート　169
鎮痛薬　84
鎮痛薬誘発性頭痛　140
椎骨動脈解離　128, 160
痛覚感受性　53
痛覚感受部位　53
痛覚受容器　53

低髄液圧性頭痛　12, 160
電子頭痛ダイアリー　74

テント枝　53
頭蓋外からの圧力による頭痛　122
頭蓋内圧亢進　3, 9, 160
頭蓋内出血　121
頭頸部外傷・傷害による頭痛　130
透析頭痛　146
疼痛感受性　53
頭部振盪による頭痛の増強　127
動脈解離　121
同名性視野障害　159
同名性半盲　43
ドクターショッピング　183
特定療養　186
特発性低頭蓋内圧性頭痛　14, 121
特発性頭蓋内圧亢進症　7
突発性頭痛　3
トピラマート　10, 27, 32, 110, 144
トリプタン　25, 36, 46, 78, 84, 85
トリプタン乱用頭痛　142
ドンペリドン　89

な行

ナツシロギク　94
ナプロキセン　85
ナラトリプタン　42

二次性頭痛　64, 126, 156
ニトログリセリン　106
入浴関連頭痛　34
妊娠　6, 22, 88, 92, 94, 144, 149
認知行動療法　101, 155

ネフローゼ症候群　6

脳炎　127
脳幹梗塞　128
脳幹性前兆を伴う片頭痛　63, 80
脳静脈血栓症　2, 121, 128, 160
脳脊髄液漏出　136

脳脊髄液漏出症　16
脳底型片頭痛　63
脳動静脈奇形　175
ノルアドレナリンを介する系　55
ノンレスポンダー　87

は行

バイオフィードバック　155
バイオフィードバック療法　101
拍動性頭痛　3, 76
バターバー　94
バルビタール　140
バルプロ酸　42, 83, 91, 94, 110, 134, 144, 155, 185
光過敏　42, 82, 99, 127, 158, 165
飛行機頭痛　146
皮疹　128
非侵襲的頸部迷走神経刺激　111
非ステロイド性消炎鎮痛薬　84
病診連携　174
病病連携　174
ピロリン酸カルシウム　18
頻発反復性緊張型頭痛　99

不安障害　154
フィーバーフュー　93
複視　7, 159
副腎皮質ステロイド　89
副鼻腔炎　127
プライマリ・ケア　174
ブラッドパッチ　16
プレガバリン　19, 27, 30
プレドニゾロン　19, 109
プレドニン　109
プロトンポンプ阻害薬　109
プロプラノロール　83, 94, 185

ヘッドバンド頭痛　63
ヘパリン　3
ベラパミル　38, 110
ヘルペス脳炎　127
片頭痛　3, 9, 13, 34, 38, 42, 45, 59, 62, 66, 76
　―前兆　78
　―のサブタイプ・サブフォーム　76
　―の増悪因子　165
　―の誘発因子　165
　―発作重積　90
　―予防薬　91
　片麻痺性―　80
　月経関連―　87
　週末―　170
　持続性片側―　46
　脳幹性前兆を伴う―　63, 80
　脳底型―　63
　変容―　46
　慢性―　45, 55, 80, 143, 186
　網膜―　63
片側性頭痛　3
ベンゾジアゼピン　100
ベンゾジアゼピン系薬剤　155

保険診療　185
発作性片側頭痛　27, 103, 114
ボツリヌス注射　95
ポニーテール頭痛　123
ホメオスターシス障害による頭痛　146

ま行

慢性炎症性疾患　6
慢性緊張型頭痛　46, 98
慢性群発頭痛　37, 103
慢性頭痛の診療ガイドライン　66
慢性片頭痛　45, 55, 80, 143, 186
慢性発作性片側頭痛　26
慢性連日性頭痛　46
未破裂血管奇形　121
未破裂動脈瘤　174
目覚まし時計頭痛　124
メトクロプラミド　89
メトプロロール　185
網膜片頭痛　63
問診　81, 156, 186
モンスターペイシェント　179

や行

薬剤性頭痛　140
薬物誤用頭痛　140
薬物乱用頭痛　37, 45, 57, 80, 100, 131, 140, 180
有害事象　86, 111, 138
有痛性眼痛症　23
陽性徴候　78
予兆　159

ら行

ライオン顔　105
雷鳴頭痛　3, 33, 64, 121
ラモトリギン　31
リチウム　110, 155
リドカイン　30
流涙　22, 25, 30, 37, 83, 104, 123, 160
緑内障　127, 160
リラクセーション　155
ロキソニン　185
ロキソプロフェン　85, 100
ロメリジン　33, 83, 94, 185

【著者略歴】
社会医療法人寿会　富永病院副院長，神経内科部長，頭痛センター長．京都大学医学部臨床教授（神経内科），奈良県立医科大学臨床教授（神経内科）．
1959年　　大阪生まれ
1984年　　鳥取大学医学部卒業
1988年　　鳥取大学大学院修了，医学博士
1991-92年　米国衛生研究所（NIH）留学
　　　　　鳥取大学医学部・脳神経内科助手，講師，准教授を経て
2010年～　現職
日本頭痛学会理事，頭痛専門医，指導医，日本神経学会代議員，神経内科専門医，指導医，日本内科学会総合内科専門医，認知症専門医，リハビリテーション専門医，老年専門医

【主な著書】（編集・共著含む）
『症例から学ぶ戦略的片頭痛診断・治療』（2010年，南山堂）
『頭痛解消パーフェクトガイド』（2011年，東京書店）
「片頭痛の発症機序」『識る診る治す　頭痛のすべて：アクチュアル　脳・神経疾患の臨床』（2011年，中山書店）
『迷わない！見逃さない！頭痛診療の極意』（2014年，丸善出版）
『頭痛治療薬の考え方，使い方　改訂2版』（2016年，中外医学社）

頭痛外来専門医が教える！頭痛の診かた

2017年11月20日　第1版第1刷 ©

著　　者	竹島多賀夫　TAKESHIMA, Takao
発　行　者	宇山閑文
発　行　所	株式会社金芳堂
	〒606-8425 京都市左京区鹿ヶ谷西寺ノ前町34番地
	振替 01030-1-15605　電話 075-751-1111（代表）
	http://www.kinpodo-pub.co.jp/
組版印刷	亜細亜印刷株式会社
製　　本	藤原製本株式会社

落丁・乱丁本は直接小社へお送りください．お取替え致します．

Printed in Japan
ISBN978-4-7653-1731-3

JCOPY ＜(社)出版者著作権管理機構 委託出版物＞
本書の無断複写は著作権法上での例外を除き禁じられています．複写される場合は，その都度事前に，(社)出版者著作権管理機構（電話 03-3513-6969，FAX 03-3513-6979，e-mail: info@jcopy.or.jp）の許諾を得てください．

●本書のコピー，スキャン，デジタル化等の無断複製は著作権法上での例外を除き禁じられています．本書を代行業者等の第三者に依頼してスキャンやデジタル化することは，たとえ個人や家庭内の利用でも著作権法違反です．